HISTOIRE MÉDICALE

DU

CHOLÉRA-MORBUS ÉPIDÉMIQUE

QUI A RÉGNÉ, EN 1854,

DANS LA VILLE DE GY (HAUTE-SAÔNE).

HISTOIRE MÉDICALE

DU

CHOLÉRA-MORBUS

ÉPIDÉMIQUE

QUI A RÉGNÉ, EN 1854,

DANS LA VILLE DE GY (HAUTE-SAÔNE);

Suivie de tableaux statistiques indiquant les noms, prénoms, sexes, âges, professions, état civil, degré d'aisance ou de pauvreté des malades, leur nombre dans chaque maison, la date de l'invasion, l'état ou le degré d'intensité, la durée et le mode de terminaison de la maladie,

PAR P. AL. NIOBEY

DOCTEUR EN MÉDECINE DE LA FACULTÉ DE PARIS, ANCIEN INTERNE DES HOPITAUX ET HOSPICES CIVILS DE CETTE VILLE, CHEVALIER DE L'ORDRE IMPÉRIAL DE LA LÉGION D'HONNEUR, ETC.

Médailles décernées par le Gouvernement à l'auteur en 1848, en 1849 et en 1854, sur la proposition de LL. EExc. les Ministres de l'Intérieur, de l'Agriculture, du Commerce et des Travaux publics.

AVEC LE PLAN DE LA VILLE DE GY, THÉATRE DE L'ÉPIDÉMIE.

PARIS

J. B. BAILLIÈRE ET FILS,

LIBRAIRES DE L'ACADÉMIE IMPÉRIALE DE MÉDECINE

Rue Hautefeuille, 19.

GY, BERGERET, LIBRAIRE.

1858

HISTOIRE MÉDICALE

DU

CHOLÉRA-MORBUS ÉPIDÉMIQUE

QUI A RÉGNÉ, EN 1854,

DANS LA VILLE DE GY (HAUTE-SAONE).

INTRODUCTION.

Dans le courant du mois de décembre 1853, à l'époque où une nouvelle invasion du choléra-morbus épidémique dans les départements était vraisemblable, ayant offert à M. le ministre de l'agriculture et du commerce d'aller combattre ce fléau sur les points où ma présence pourrait être utile, je fus informé, le 20 juin suivant, par Son Excellence M. le ministre (1) que plusieurs communes du département de la Haute-Marne étaient atteintes par le choléra et que M. le préfet demandait qu'on lui envoyât deux médecins ayant déjà traité antérieurement cette désastreuse maladie.

J'acceptai donc avec empressement l'invitation qui m'était faite de partir immédiatement pour Chaumont, d'où le lendemain, à mon arrivée, je dus me diriger en

(1) M. P. Magne, aujourd'hui ministre des finances.

toute hâte vers les communes que le mal avait de prime abord envahies et qui me furent désignées par M. le préfet (1). Je restai environ cinquante jours dans ces communes qui font partie du canton de Chaumont, du canton de Châteauvillain ainsi que de celui d'Arc-en-Barrois, et qui furent frappées en grand nombre durant cette période par une série d'épidémies cholériques dont l'intensité et les effets meurtriers semblent n'avoir eu jusqu'alors presque pas d'exemple : puis au bout de ce temps, le 10 août, sur la demande de M. Lélut, membre de l'Institút, je fus invité de nouveau par M. le ministre de l'agriculture et du commerce à quitter immédiatement le département de la Haute-Marne, pour me rendre à Gy, petite ville et chef-lieu de canton de l'arrondissement de Gray (Haute-Saône). Le séjour que je fis à Gy, et pendant une partie duquel l'épidémie sévit en cette ville avec une grande force, s'étant prolongé un peu au delà du terme où elle y eut définitivement cessé, je mis ce peu de temps à profit pour compléter mes observations et faire le relevé des malades qui, au nombre de *onze cent douze*, avaient été atteints en quelques semaines dans cette seule localité par le choléra sous toutes ses formes comme à ses différents degrés. Ces observations nombreuses, avec ou sans guérison, que je pris à tâche de recueillir une à une (2) et que je

(1) M. de Froidefond.

(2) Je dois dire ici que c'est d'après les conseils et sous les yeux de M. Lélut, à l'aide d'un recensement individuel auquel j'ai procédé rue par rue, maison par maison, et de plus en consultant à la fois mes notes de chaque jour et le registre

dressai au fur et à mesure en tableaux me servirent ensuite pour composer le rapport d'ensemble que j'adressai, le 15 septembre 1854, à Son Exc. M. le ministre.

C'est ce même rapport, quant au fond ; ce sont ces mêmes tableaux statistiques, entièrement semblables, que j'ai cru utile de publier. J'y ai joint une note sur les résultats généraux du choléra dans la Haute-Saône, sur la topographie médicale de ce département ainsi que sur celle de la ville de Gy : en outre quelques détails relatifs à la décadence antérieure de la population dans cette ville, à la mortalité moyenne annuelle, etc.; enfin l'exposé rapide et succinct des symptômes de la maladie et des divers moyens de traitement que j'ai employés pour la combattre.

mortuaire des actes de l'état civil, que j'ai rassemblé et contrôlé aussi scrupuleusement que possible la totalité des faits sur lesquels le travail qui suit est basé.

Je dois dire aussi, et avec le sentiment d'une bien vive et bien sincère reconnaissance, que c'est à M. Lélut que je dois d'avoir obtenu chacune des différentes missions qui m'ont été successivement confiées par M. le ministre de l'agriculture et du commerce, à l'occasion du choléra, non-seulement dans la Haute-Marne et dans la Haute-Saône, en 1854; mais encore toutes celles qui m'avaient été précédemment accordées, et que j'avais déjà remplies par ordre du gouvernement pendant l'épidémie de choléra, en 1849, pour d'autres départements.

PREMIÈRE PARTIE.

TOPOGRAPHIE DE LA HAUTE-SAONE.

Le département de la Haute-Saône (1), formé de la partie septentrionale de l'ancienne Franche-Comté, est situé dans la région nord-est de la France. Il est compris entre les quarante-septième et quarante-huitième degrés de latitude septentrionale, entre les troisième degré 2 minutes 30 secondes, et quatrième degré 29 minutes 30 secondes de longitude orientale.

Il est borné au nord par les Vosges; à l'est par le Haut-Rhin; au sud par le Doubs et le Jura; à l'ouest par la Côte-d'Or et la Haute-Marne. Sa plus grande longueur est d'environ 12 myriamètres du nord-est au sud-ouest; sa plus grande largeur de 8 myriamètres du levant au couchant et sa superficie de 53 myriamètres carrés.

Il est arrosé par la Saône, l'Ognon, la Lanterne, le

(1) Ce département est partagé en trois arrondissements qui portent le nom de leurs chefs-lieux respectifs, savoir : l'arrondissement de Vesoul, l'arrondissement de Gray et l'arrondissement de Lure.

Coney et un grand nombre d'affluents de ces cours d'eau principaux. Il renferme quelques étangs, mais en bien moins grande quantité qu'autrefois : leur surface totale n'est pas évaluée à plus de 1,300 hectares.

Le département est montagneux au nord-est. Les ballons de Lure et de Servance, qui en sont les points culminants, ont leurs sommets à plus de 1200 mètres au-dessus du niveau de la mer. Dans le reste de son étendue le sol est agréablement ondulé et présente un assemblage de coteaux couverts de vignes ou de bois ; de riantes vallées avec des prairies productives, de champs soigneusement cultivés et d'une rare fertilité.

La constitution géologique du département est très-variée. On y trouve des terrains appartenant à presque toutes les formations : des roches granitiques (au nord) ; du grès vosgien (dans la partie orientale) ; du muschelkalk (à l'ouest) ; des calcaires liassiques et jurassiques (dans toute la moitié sud-ouest) ; enfin au centre et dans les vallées des terrains de la période alluviale.

Le sol abonde en minerai de fer et fournit sur quelques points des eaux minérales et thermales dont les plus estimées sont celles de Luxeuil.

La Haute-Saône récolte en grains à peu près ce qu'elle consomme. L'orge, le maïs, le sarrazin, la pomme de terre sont les denrées qui y suppléent à la non consommation du froment.

Le commerce se compose principalement des produits naturels du sol et de ceux des usines à fer.

Le climat est un des plus favorisés de la contrée. L'air y est pur et vif, souvent renouvelé et par conséquent fort sain. Les extrêmes de température n'y sont pas aussi prononcés que dans les pays voisins.

Les vents dominants suivent la direction des deux grandes vallées au milieu desquelles coulent la Saône et l'Ognon lesquelles se dirigent un peu obliquement du nord au midi sur une étendue de près de 30 lieues. L'atmosphère est donc agitée le plus souvent par les vents du sud-ouest et du nord-est.

La superficie du territoire étant de 530,260 hectares et la population (1) de 347,627 habitants (dénombrement de 1851), on trouve un peu plus d'un hectare et demi par habitant et 64 habitants par kilomètre carré, c'est-à-dire que la population de la Haute-Saône est un peu plus éparpillée et un peu moins nombreuse (d'après l'*Annuaire du bureau des longitudes*) que n'est celle du département pris comme terme moyen pour toute la France. On n'y trouve aucune grande ville; Vesoul, son chef-lieu, renfermant à peine 7,000 âmes.

Les habitants sont d'une constitution robuste et, suivant M. Lélut, d'une taille moyenne plus élevée que n'est la taille moyenne de l'homme dans les autres parties de la France (2).

(1) Les résultats du dénombrement de la population, en 1856, accusent dans le département de la Haute-Saône une diminution de 35,000 âmes sur 347,000, ou d'un *dixième*.

(2) *Essai d'une détermination ethnologique de la taille*

Leurs conditions physiques d'alimentation, d'habitation, d'hygiène, etc. présentent les différences générales qu'on observe partout ailleurs.

Il n'y a pas à proprement parler de maladies endémiques dans le département. La fièvre typhoïde constitue l'affection la plus fréquente, celle qui atteint un plus grand nombre de sujets et qui fait le plus de victimes. Les fièvres intermittentes et les maladies de mauvais caractère y règnent bien moins souvent qu'autrefois. On ne se souvient point d'y avoir vu depuis longtemps d'épidémie désastreuse excepté les épidémies de typhus qui y furent apportées par les armées alliées en 1814 et en 1815 puis le choléra-morbus qui, dans les mois de juin et de juillet 1832, fit quelques victimes dans plusieurs villages riverains de la Saône.

En 1849 cette maladie reparut à Gray et à Chambornay-les-Pin pendant les derniers mois de l'automne. Il y eut environ 500 attaques dont 200 décès dans la première de ces localités et un nombre proportionnellement moins considérable dans la seconde.

moyenne de l'homme en France, par F. Lélut. (*Annales d'hygiène et de médecine légale*, t. XXXI, p. 297.)

CHOLÉRA DE 1854.

SES RÉSULTATS GÉNÉRAUX DANS LE DÉPARTEMENT DE LA HAUTE-SAÔNE.

Nous donnons ci-après les renseignements officiels recueillis sur la marche et les effets de l'épidémie à la date du 18 septembre 1854, époque à laquelle la maladie paraissait avoir sinon complétement disparu, au moins avoir perdu à peu près toute sa rigueur.

Extrait du *Journal de la Haute-Saône* :

« Le nombre moyen des décès a été pendant quelque temps de 300 à 350 par jour.

C'est l'arrondissement de Gray qui a été le plus cruellement frappé. On y a constaté 11,156 cas et 5,218 décès dans les 125 communes qui ont été atteintes.

Vient ensuite l'arrondissement de Vesoul où l'épidémie s'est manifestée d'abord : 4,752 cas et 1,799 décès ont eu lieu dans 91 communes.

Dans l'arrondissement de Lure enfin, 59 communes ont été envahies et sur 3,246 cas, il y a eu 1,505 décès.

Ainsi dans tout le département 275 communes ont payé tribut au fléau. Le nombre des cas s'est élevé à 19,154 et celui des victimes à 8,522 (ce chiffre et celui des décès représente plus du *treizième* de la population totale du département).

Les localités les plus éprouvées sont dans l'arrondissement de Gray :

	Population.	Décès.
Achey.................	255	34
Angirey................	348	51
Attricourt..............	137	22
Avrigney...............	743	114
Beaujeux...............	1,357	143
Bucey-les-Gy...........	1,660	156
Chargey................	861	102
Choye.................	976	115
Gray..................	7,151	563
Gy....................	2,236	414
Molans................	510	71
Neuvelle-les-Champlitte..	415	70
Pesmes................	1,712	250
Villefrancon............	262	33

Dans l'arrondissement de Vesoul :

Aboncourt.............	318	35
Aisey et Richec.........	318	34
Arbecey...............	960	75
Baulay................	621	44
Noidans-le-Fer..........	976	63
Port-sur-Saône..........	1,954	122
Rupt..................	553	37
Scey-sur-Saône.........	2,029	68

Dans l'arrondissement de Lure :

Saint-Loup.............	2,752	245
Saulx.................	1,192	113
Selles.................	1,000	150
Villersexel.............	1,585	142

Si l'on tient compte de la diminution de la population dans la plupart des communes soit par suite de l'émigration, soit par la fuite momentanée d'un grand nombre de personnes, on peut se faire une idée de la terreur des habitants de la campagne et des difficultés de toute sorte qui se sont présentées.

Si nous ajoutons que 8 médecins, 14 sœurs de charité, 9 prêtres, 8 instituteurs, 10 maires et 4 adjoints sont morts victimes de leur dévouement, on verra que le département de la Haute-Saône est un de ceux qui ont été le plus éprouvés par le terrible fléau. »

TOPOGRAPHIE DE LA VILLE DE GY.

Gy (pop. 2,236 hab.), chef-lieu de canton de l'arrondissement de Gray, est situé à 363 kilomètres est sud-est de Paris, sous le parallèle nord du 47° 23′ 30″. Son élévation est à 219 mètres au-dessus du niveau de la mer. C'est une ancienne petite ville dont la position est à la fois des plus agréables et des plus salubres. Elle est bâtie en amphithéâtre sur un sol moitié calcaire, moitié sablonneux, incliné vers la riche vallée que parcourt la Saône et dominée au midi par une chaîne de monticules ou de collines que couvre un immense vignoble. Les maisons toutes construites en pierre, à deux ou à trois étages, bien ouvertes sur des cours ou sur des jardins et suffisamsamment espacées, ont intérieurement et extérieurement un aspect très-confortable. Elles s'alignent sur trois grandes places dites du Château, des Écuries, de l'Hôtel de ville ou des Promenades et sur huit rues principales dont cinq se dirigent du nord-ouest au sud-est et les trois autres du sud-ouest au nord-est. Ces rues sont larges et régulières et généralement bien tenues. Leur pente est assez rapide pour faire écouler les eaux, ce qui réduit à peu de chose l'absorption du sol et par suite ses exhalaisons. Sur tous les points, en un mot, la ville de Gy est en bon air et dans les meilleures conditions d'orientation, d'hygiène et de salubrité.

Outre le Château, l'Église et l'Hôtel de ville, qui sont des monuments remarquables, il y a à Gy un petit hôpital pouvant contenir des lits au nombre de cinquante environ, une salle d'asile, un beau lavoir et une fontaine publique avec bassin dont la construction est d'assez bon goût.

Les eaux fournies par cette fontaine sont excellentes et abondantes. Elles alimentent presque exclusivement toute la partie basse de la ville, beaucoup plus favorisée à cet égard que la partie haute où il est ordinaire de ne trouver que des eaux de puits et de citernes.

Le cimetière, clos de murs, est relégué à plus d'un kilomètre au sud de l'enceinte des habitations et tellement situé, par rapport à la disposition de la colline et à la direction générale des vents, qu'il ne peut nuire en aucune façon à la salubrité locale.

Le sol de la commune de Gy est entièrement jurassique. La partie montagneuse du territoire possède des carrières de pierre à bâtir en grès et en calcaire très-renommés. Les terres de la plaine fournissent des marnes propres à la fabrication de la tuile, des argiles à poterie, etc. Enfin la zone septentrionale contient des gisements de minerai de fer.

La couche végétale se compose d'argile, de silice et de sels calcaires. Elle s'imbibe très-facilement et ne conserve à sa surface aucune mare ni aucun foyer appréciable d'humidité après les pluies.

La commune a pour dépendances ou pour écarts les fermes de Bellevue ou de Natois, la Charmotte, une maison isolée située à la plaine des Grands-Bois, le moulin de Gy et le moulin de l'Étang. Elle est arrosée par la Morthe, petite rivière qui la traverse de l'est à l'ouest et qui reçoit par sa rive gauche, sur une ligne perpendiculaire, le ruisseau, dit de la Fontaine, à Citey.

Le territoire se compose de vignes dont la contenance est de 477 hectares (donnant annuellement 40,000 hectolitres de vin); de 800 hectares de bois et d'une étendue à peu près égale en prés et en terres labourables. Il y a quelques plantations remarquables en sapins, mûriers, arbres fruitiers, etc.; beaucoup de jardins particuliers où l'on récolte en abondance toutes sortes de fruits et de légumes qui augmentent, dans une certaine proportion, la quantité des aliments accessoires et dont la vente assure une aisance à quelques familles.

Le travail des vignes, l'exploitation des bois et la

culture des céréales occupent la plupart des habitants. L'objet principal de leur commerce est le vin, qui jouit d'une certaine réputation dans le pays et qui se débite avantageusement dans les arrondissements limitrophes.

Il se tient six foires par an, à Gy, et un marché chaque semaine.

Ses principaux établissements industriels sont outre la tuilerie et une fabrique de poterie, six tanneries, deux teintureries, deux ateliers de bonneterie, une fabrique de droguets et neuf autres tisseranderies.

DOCUMENTS ÉTIOLOGIQUES.

DÉCADENCE DE LA POPULATION ANTÉRIEURE A L'ÉPIDÉMIE.

Pendant la période de 1835 à 1854 la population de Gy a diminué d'une manière rapide. On peut voir, en effet dans l'*Annuaire statistique et historique* du département que cette ancienne petite ville comptait encore en 1835 deux mille neuf cent cinquante-neuf ou près de 3,000 habitants (*Annuaire statistique de la Haute-Saône* pour l'année 1835). Elle n'en avait plus que 2,660 en 1842 (*Annuaire statistique* du même département pour l'année 1842); 2,536 en 1851 (dénombrement officiel) et 2,236 environ avant le choléra de 1854; enfin bien peu au delà de 1800 (1) après le règne de cette grave épidémie.

C'est, comme on le voit, une perte de mille à douze cents individus ou de plus du tiers de la population totale que la ville de Gy a subie en moins de vingt ans.

La cause principale de cette dépopulation, car on peut se servir de ce mot, semble avoir été l'appauvrissement et par suite les privations dans lesquelles beaucoup de familles ont vécu surtout pendant la seconde moitié et à la fin de cette période. Cet appauvrissement a été lui-même produit par une série de mauvaises récoltes en vins ou de récoltes à peu près nulles durant près de quinze années consécutives : mauvaises récoltes qui ont exercé, sur les conditions d'aisance et de bien-être où se trouvait la population, une influence d'autant plus grande et d'autant plus promptement funeste que Gy,

(1) Les résultats du dénombrement de la population exécuté en 1856 accusent un chiffre plus élevé. Ce chiffre est de 1,970, savoir : garçons, 453; hommes mariés, 406; veufs, 88; filles, 484; femmes mariées, 407; veuves, 132.

La différence entre le chiffre égal ou à peu de chose près à 1,800, et le chiffre 1,970, s'explique par le mouvement d'immigration qui s'est opéré à Gy après le choléra. En tenant compte à la fois des naissances, des décès qui ont eu lieu dans cette localité, ainsi que des 37 personnes qui ont émigré du premier janvier 1855 à l'époque du dernier recensement; et en admettant, d'après l'indication officielle, que la population au 27 juillet 1854 fût réellement de 2,236 habitants, on trouve en effet que le nombre des immigrants ou étrangers qui seraient venus s'établir à Gy par suite de l'épidémie s'élèverait de 150 à 200.

ainsi qu'on l'a vu, est un pays presque exclusivement vignoble où la partie du territoire affectée à la culture des céréales est comparativement peu étendue, et ne fournit annuellement qu'une faible portion de la quantité de grains nécessaire pour nourrir ses habitants. A cette cause il faut ajouter la cherté du blé en 1846 et en 1847 ; les événements politiques de 1848 à 1852, pendant lesquels la classe ouvrière a eu peu ou moins d'ouvrage que dans les années ordinaires, et par conséquent moins de ressources : l'émigration en Amérique de près de cent familles qui n'ayant plus de moyens assurés d'existence ont pris le parti de s'expatrier ; l'éloignement temporaire d'un certain nombre d'adultes qui par la même cause se sont mis en service chez les cultivateurs du voisinage ; enfin, le renchérissement des subsistances en 1853, et pour comble le choléra de 1854 qui, en quelques semaines, a moissonné une énorme proportion du reste des habitants.

Telles sont les diverses circonstances qui ont fait tomber si bas le chiffre de la population de la ville de Gy; circonstances qui expliquent comment cette population, autrefois si aisée et si florissante, s'est appauvrie graduellement par la perte successive d'année en année de ses plus fructueuses récoltes, et comment en s'appauvrissant elle a dépéri et s'est affaiblie au point qu'elle a beaucoup plus mal résisté, que la population des autres localités, à l'action de cette calamiteuse épidémie de 1854.

MORTALITÉ MOYENNE ANNUELLE DE LA POPULATION
DANS LA VILLE DE GY.

Du premier janvier 1830 au 31 décembre 1856, c'est-à-dire dans l'espace de 26 ans, les naissances, les mariages et les décès pour la ville de Gy se sont distribués par année ainsi qu'il suit :

Années.	Naissances.	Mariages.	Décès.
1830	85	18	96
1831	86	18	76
1832	85	13	74
1833	74	25	107
1834	92	26	71
1835	87	16	76
1836	92	21	95
1837	65	11	69
1838	65	20	93
1839	80	18	60
1840	69	17	81
1841	69	11	97
1842	74	25	60
1843	76	19	69
1844	52	11	75
1845	64	19	73
1846	50	13	48
1847	48	21	69
1848	68	22	58
1849	67	17	51
1850	61	25	53
1851	54	9	69
1852	49	18	92
1853	50	16	84
1854	36	16	464
1855	49	27	45
1856	40	19	50

En ne considérant dans ce tableau que les chiffres contenus dans la colonne des décès, on trouve que la mortalité moyenne annuelle (1), pour toutes les années qui précèdent (j'en excepte l'année épidémique), a été de 75 ou de 1 mort sur 33 habitants, en fixant approximativement à 2,500 le chiffre moyen de la population pour les 23 dernières années, de 1830 à 1853. Or, une mortalité moyenne annuelle d'un habitant sur 33 est bien supérieure à la moyenne des décès par an pour toute la France (un décès annuel sur 40 habitants).

On trouve d'ailleurs de grandes différences pour certaines années dans le nombre des morts. On est frappé, par exemple, de la faiblesse de ce nombre pour les années 1848, 1849 et 1850, années consécutives à une grande cherté et marquées par une révolution, par des troubles publics, des chômages, des revers industriels, etc. La mortalité correspondante aux années qui précèdent la période révolutionnaire n'offre rien de particulier ; mais celle des années qui la suivent

(1) Le nombre total des décès dans la ville de Gy a été, pour l'année 1854, de 464. Si l'on en retranche 390 causés par le choléra et 24 par la fièvre typhoïde, il restera 50 décès. La moyenne annuelle prise sur les 23 dernières années est de 75, ce qui donne pour l'année épidémique un excédant de près de 400 décès sur la mortalité en temps ordinaire. La moyenne des décès par an dans cette localité aurait donc été diminuée d'un tiers sous l'influence de l'épidémie, contrairement à ce qu'on avait observé en 1832 à Paris, où le chiffre de la mortalité normale non-seulement n'avait pas diminué dans cette ville durant les ravages du choléra, mais encore avait été plus élevé pendant sa durée et après sa disparition.

semble au contraire excessive et dépasse de près du double, eu égard à la diminution, déjà si considérable, du nombre des habitants, le terme de la mortalité ordinaire de la commune.

Au reste, toutes ces différences, quelque grandes qu'elles soient, peuvent s'expliquer aisément tant par l'examen du tableau ci-dessus que par les divers renseignements que nous avons recueillis. Il en résulte que le chiffre moyen des décès par an à Gy a été invariablement en rapport d'une part avec l'état ou le rendement des récoltes dans le pays et avec les ressources dont les habitants pouvaient alors disposer et d'une autre part avec le prix des denrées alimentaires. Ainsi, pendant les 23 années antérieures à l'apparition du choléra, la mortalité s'est montrée plus ou moins forte à Gy, suivant que les récoltes en vins y ont été annuellement plus ou moins nulles et les aliments plus ou moins chers. Les années où ces récoltes ont manqué et où, comme en 1852 et surtout en 1853, par exemple, on a vu les blés hors de prix, ont été aussi en même temps les époques de la plus grande mortalité : par inverse, les années telles que 1848, 1849 et 1850 où il y a eu quelque raisin dans le vignoble et où, d'un autre côté, tout en général, en fait de subsistances, s'est trouvé au meilleur marché possible ; ces années, dis-je, ont été celles où il y a eu, malgré les troubles et les chômages, comparativement le moins de décès.

CONSTITUTION MÉTÉOROLOGIQUE.

Après un hiver remarquable par des froids précoces et d'une intensité inusitée (décembre et janvier), du moins depuis un certain nombre d'années, le printemps de 1854 avait été, au commencement, extrêmement chaud et ensuite caractérisé par l'inégalité et le peu d'élévation de la température ; par le règne habituel des vents d'ouest ; par les pluies fréquentes qui refroidissaient et rendaient humide l'atmosphère. L'été ne donna d'abord qu'une température molle et humide, accompagnée de pluies diluviennes durant plusieurs semaines sans interruption, puis, dans l'intervalle, des brouillards épais, un ciel électrique, nuageux et des plus sombres. Il y eut dans le courant de juillet quelques jours de grandes chaleurs, mais auxquels succédèrent bientôt des orages et une nouvelle série de jours pluvieux. Enfin, dans la seconde quinzaine d'août, les vents passèrent au nord-est et à partir de ce moment, qui fut celui de la décroissance générale de l'épidémie, le temps fut invariablement sec et beau à peu près tout le reste de l'année.

INDICATION DES MALADIES ANTÉRIEURES.

Des fièvres typhoïdes de forme muqueuse et d'un caractère meurtrier ont précédé à Gy l'invasion du choléra.

Ces fièvres se sont manifestées dans les derniers jours de juin et ont continué à sévir d'une manière épidémique jusqu'au commencement de septembre. Le nombre total des malades, atteints de ces fièvres, s'est élevé à plus de 130, d'après le relevé officiel, et celui des morts à 24, ce qui fait à peu près un malade sur 16 habitants et un mort sur 5 malades. Ces fièvres ont eu, entre autre, pour caractère d'apparaître simultanément dans presque toutes les communes du canton et d'offrir dans leurs symptômes une tendance des plus prononcées à l'adynamie. Elles ont encore eu ceci de particulier, que, au lieu d'être influencées ou neutralisées par le choléra, elles ont continué à parcourir régulièrement leurs périodes et ont revêtu, au milieu comme au déclin de l'épidémie cholérique, les mêmes caractères qu'elles présentaient au début.

Les flux de ventre, les dérangements intestinaux, la diarrhée, autrement nommée *cholérine*, ont été à Gy, comme partout, les signes ou accidents précurseurs du choléra.

Enfin la suette miliaire épidémique, qui régnait dans les campagnes avoisinantes et sur une vaste étendue de l'arrondissement dont Gy fait partie, semble n'avoir exercé que partiellement son influence d'ailleurs très-bénigne sur la population de cette ville.

INVASION DE L'ÉPIDÉMIE.

Le choléra régnait déjà, mais d'une manière peu intense dans le département de la Haute-Marne, à la date du 25 mai, lorsque quelques cas isolés de cette affection se manifestèrent dans la partie occidentale de la Haute-Saône, d'abord à Chargey-les-Port, commune de l'arrondissement de Vesoul, et presque simultanément dans quelques autres bourgs et villages de l'arrondissement de Gray.

Favorisée par la peur, par les variations extrêmes de température, par les foyers d'infection ou d'insalubrité locale, par la mauvaise nourriture, par les privations, et enfin par la misère, on vit la cruelle maladie se développer rapidement et s'étendre pendant les mois de juin et de juillet sur la surface entière du département dont tous les cantons durent en essuyer les atteintes.

En même temps qu'elle sévissait avec une intensité relativement beaucoup plus grande contre la population des communes de l'arrondissement de Gray (1), elle pénétrait dans le canton de Gy qui, pendant les deux grandes invasions, observées en France en 1832 et en

(1) Cet arrondissement, de 90,796 habitants, en a perdu 5,218 par le choléra, ou approchant le seizième. Mais la contagion n'ayant parcouru que 125 communes sur 166 il faut reconnaître qu'elle a moissonné non pas le seizième, mais jusqu'au *dixième* de la population totale des seules communes de cet arrondissement où la maladie a régné.

1849, avait été épargné, quoique la maladie eût apparu à ces deux époques dans quelques localités peu éloignées. Ce fut donc pour la première fois, en 1854, vers la fin du mois de juillet, que la ville de Gy fut envahie par le fléau, deux mois environ après son apparition dans le département de la Haute-Saône.

Le premier cas en fut observé sur un émigrant (1), arrivé malade d'une localité voisine infectée et chez lequel les symptômes du choléra éclatèrent avec tant de violence qu'il en mourut, assure-t-on, en quelques heures.

Le même jour d'autres personnes furent frappées presque aussi précipitamment, et 5 d'entre elles succombèrent.

Les jours suivants le mal ne fit que peu de progrès et parut ne devoir se développer qu'avec lenteur, si bien que, dans les dix premiers jours, la mortalité ne dépassa pas en moyenne 3 décès cholériques par jour. Ainsi, du jeudi 27 juillet, date de l'invasion, au samedi 5 août inclusivement, sur 93 attaques constatées dans cet intervalle, 29 seulement furent mortelles.

A partir du 6 août, le nombre des décès journaliers s'accrut tout à coup avec une rapidité extrême et dans

(1) C'était un nommé Zchnacher (Joseph), âgé de 53 ans, tonnelier, né dans le département du Bas-Rhin, venu de Gray depuis deux jours. Il présenta tous les symptômes de l'épidémie cholérique qui ravageait cette dernière ville.

une proportion horrible. Déjà il était de 7 le 5 août; le 6 il était de 20; le 7, de 30; le 11, de 32; le 14, de 34, le chiffre des attaques s'élevant d'ailleurs à cette époque de 30 à 60 par jour.

La plus grande intensité de l'épidémie eut une durée de 16 jours. Son déclin commença le 22 août. Enfin, un peu plus d'un mois après l'invasion, au commencement du mois de septembre, on pouvait dire que la maladie, au moins dans sa forme épidémique, avait complétement disparu.

PRÉCAUTIONS PRISES CONTRE L'ÉPIDÉMIE.

Lorsque Gy fut envahi par le choléra, il y avait quatre médecins dont un fut attaqué par le fléau et mourut; deux autres tombèrent malades et ne se relevèrent qu'à la fin de l'épidémie, de façon que pour un moment il ne resta dans la ville qu'un seul médecin, M. Lélut père, âgé de près de quatre-vingts ans. Cet homme dévoué à sa profession et aux pauvres, qui pratique à Gy depuis cinquante ans, ne cessa, malgré son grand âge et le déclin de ses forces, d'assister avec un imperturbable courage tous les malades qu'il put visiter.

M. Lélut, son fils, heureusement arriva de Paris à Gy dans la matinée du 6 août, le jour où le choléra commençait à sévir dans sa plus grande force et où la population tout entière, démoralisée par la frayeur, commençait aussi en toute hâte à s'éloigner de la commune.

Indépendamment des soins empressés que ce savant prodigua lui-même aux malades, en ce moment déjà au nombre de plus de 200; indépendamment de l'alimentation, de l'hygiène et de tout ce qui se rapporte à la salubrité générale, qui furent le premier objet de ses préoccupations particulières, il prit des mesures énergiques propres à diminuer autant que possible les progrès et l'intensité du fléau.

Beaucoup d'habitants étant pauvres, il adressa à l'autorité les invitations les plus pressantes pour qu'on accordât sur-le-champ tout ce qui était nécessaire, c'est-à-dire : de l'argent, des vivres, des médecins et une provision suffisante de médicaments.

Sur ses indications, une commission, dite de secours, composée des citoyens les plus notables et les plus influents de la localité, avait été formée à l'avance, sous l'autorité du maire, prête à fonctionner en cas d'invasion.

« Rien de plus laborieux, au dire de M. Lélut (1), « rien de plus utile, de plus honorable que la tâche « qu'elle a accomplie. Des malades incessamment vi- « sités et assistés; des secours, des médicaments dé- « livrés, portés, administrés ; une garde assidue du-

(1) *Gazette médicale de Paris* du 24 février 1855. *Quelques traits de l'histoire du choléra en province*, par M. Lélut, membre de l'Institut.

« rant le jour, une veille continuelle pendant la nuit « pour les cas nouveaux qui se présentaient et les re- « mèdes que venaient chercher les familles, voilà le « sommaire de cette tâche. »

Un hôpital temporaire fut disposé pour les cholériques dans une salle d'asile spacieuse, récemment construite et attenante à l'ancien hospice.

Cet hôpital, situé au centre du quartier habité par la classe ouvrière, indigente, plus exposée aux atteintes de l'épidémie et exigeant plus de promptitude dans les secours, composé de trois vastes salles grandement et constamment ventilées, une pour les hommes, une pour les femmes, une troisième pour les enfants, fut approvisionné rapidement du matériel nécessaire en meubles et autres objets, tels que literie, lingerie, pharmacie, cuisine, etc. Le 8 août cet hôpital fut ouvert et des malades appartenant aux familles pauvres y furent transportés aussitôt.

Dans une quatrième salle, contiguë à l'une de celles qui précèdent et qui fut destinée à l'usage du bureau d'administration, ainsi qu'à celui du service pour la distribution des vivres et des médicaments à domicile, on établit un dispensaire avec poste médical dans lequel un des médecins nouveaux venus et deux membres de la commission précitée se tenaient, jour et nuit, prêts à porter les premiers secours aux malades pour lesquels on les réclamait.

Enfin, pour que ces secours fussent plus prompts et

en même temps plus assurés, la ville fut divisée par quartiers, formant plusieurs circonscriptions médicales à chacune desquelles fut attaché spécialement un des médecins étrangers envoyés à Gy, soit par le préfet, soit par le ministre.

Quant aux cholériques de l'hôpital et à une multitude de ceux de la ville, ils reçurent les soins de M. Lélut.

Telles furent les mesures générales ordonnées et mises à exécution par ce sage et habile médecin. Ces mesures, qui contribuèrent puissamment à ranimer la confiance, à limiter l'extension et la propagation du mal, furent improvisées en moins de vingt-quatre heures, et au bout de ce temps le service était complétement organisé et pratiqué, dans toute la ville, avec une exactitude et un ensemble qui se soutinrent au même degré d'activité jusqu'à la fin de l'épidémie.

DEUXIÈME PARTIE.

STATISTIQUE.

NOMBRE DES MALADES ET DES MORTS.

1,112 personnes sont tombées malades du choléra dans la ville de Gy, depuis le jeudi 27 juillet 1854 jusqu'au lundi 4 septembre suivant. Sur ces 1,112 malades, 722 ont guéri et 390 ont succombé (dans cette évaluation ne sont pas compris les 130 malades qui ont éprouvé les symptômes de la fièvre typhoïde dont il vient d'être parlé et dont 24 en ont été atteints mortellement).

Plusieurs témoignages ou renseignements officiels se réunissent pour établir que, dans les premiers jours de l'irruption, plus de cinq cents personnes prirent la fuite, ce qui aurait réduit la population à près de 1,700 habitants. En admettant que ce nombre de 1,700 représente exactement la population restante, et en comparant ce nombre à celui des malades et des morts, on trouve que la proportion des cholériques aux habitants a été de 1 sur 1,5 ; celle des morts aux habitants de 1 sur 4,3 et celle des morts aux malades, qui ont guéri, de 1 sur 1,8; c'est-à-dire, qu'il y a eu environ 2 cholériques sur 3 habitants et un peu plus d'un mort sur 3 cholériques, ou bien encore, que les trois quarts des habitants ont été attaqués par le choléra et que le quart approchant de la population non fugitive a péri par ce fléau (1).

Si l'on réunit les résultats de l'épidémie de fièvre typhoïde à ceux de l'épidémie cholérique, on trouve en additionnant 1,242 malades et 414 décès, ce qui au total donne un décès sur 3 malades et près d'un mort sur 4 habitants.

(1) L'émigration ayant été beaucoup plus considérable que nous ne l'avions cru d'abord, la proportion des cholériques non décédés et des cholériques décédés a dû être calculée de nouveau sur un chiffre de population restante moins élevé. C'est ce qui explique pourquoi le chiffre des malades et des morts, que nous publions ici, est, proportionnellement, de quelques fractions plus fort que celui qui se trouve inscrit dans le rapport que nous avons adressé, en 1854, à S. Exc. M. le ministre. Du reste, les résultats auxquels nous sommes parvenu par suite de cette rectification importante sont en tout semblables à ceux qu'a fait connaître avant nous M. Lélut, dans son travail intitulé : *Quelques traits de l'histoire du choléra en province*, et où il est dit textuellement au sujet de l'épidémie de Gy : « Pendant une quinzaine de jours surtout, « tout le pays fut malade ; c'était le résultat nécessaire de la « violence d'une épidémie qui enlevait en un mois à une « petite ville de moins de 2,000 âmes près du quart de ses « habitants. » (*Gazette médicale de Paris, loc. cit.*)

DU CHOLÉRA

DANS SES RAPPORTS AVEC LES AGES.

Le nombre exact des malades qui ont guéri s'élève à 722, et celui des malades qui ont succombé à 390, total général, 1,112. Sur ces 1,112 malades ayant présenté les divers symptômes du choléra-morbus asiatique à tous les degrés, il y en a eu, savoir :

De l'âge de :		De l'âge de :	
2 mois,	3	22 ans,	6
3 —	2	23 —	0
5 —	1	24 —	13
7 —	2	25 —	19
9 —	2	26 —	16
10 —	1	27 —	16
1 an,	16	28 —	18
2 ans,	15	29 —	3
3 —	12	30 —	24
4 —	12	31 —	7
5 —	17	32 —	16
6 —	14	33 —	14
7 —	17	34 —	14
8 —	13	35 —	23
9 —	15	36 —	14
10 —	20	37 —	12
11 —	15	38 —	15
12 —	14	39 —	8
13 —	8	40 —	30
14 —	14	41 —	5
15 —	17	42 —	22
16 —	8	43 —	16
17 —	15	44 —	22
18 —	23	45 —	29
19 —	13	46 —	24
20 —	21	47 —	22
21 —	9	48 —	29

De l'âge de :		De l'âge de :	
49 ans,	11	67 ans,	7
50 —	40	68 —	10
51 —	8	69 —	6
52 —	16	70 —	23
53 —	10	71 —	1
54 —	21	72 —	8
55 —	25	73 —	3
56 —	27	74 —	5
58 —	11	75 —	8
59 —	16	76 —	10
60 —	18	77 —	3
61 —	8	78 —	3
62 —	11	79 —	3
63 —	4	80 —	2
64 —	6	81 —	2
65 —	7	85 —	1
66 —	6	87 —	1

Les chiffres contenus dans ce tableau (1) démontrent qu'aucun âge n'a été respecté par l'épidémie ; que le plus grand nombre des malades correspond à la cinquantième année, les sujets âgés de 40, 45, 48 et 56 ans étant ensuite le plus fréquemment affectés.

Le relevé ci-après présente l'état numérique des malades divisés par catégories d'âge de 5 ans en 5 ans. En voici la répartition :

(1) Ce tableau n'est pas égal à celui des cholériques, puisque, au lieu de 1,112, il n'en contient que 1,097. La différence provient de ce que nous n'avons inscrit dans les tables qui accompagnent ce travail que les individus observés ou sur lesquels nous avions pu obtenir, quant à leur âge, des renseignements très-précis. Pour 15 malades, ces renseignements nous ont manqué.

De 0 à 5 ans,	83	De 46 à 50 ans,	126
6 à 10 —	79	51 à 55 —	80
11 à 15 —	68	56 à 60 —	75
16 à 20 —	80	61 à 65 —	36
21 à 25 —	47	66 à 70 —	52
26 à 30 —	77	71 à 75 —	25
31 à 35 —	74	76 à 80 —	21
36 à 40 —	79	81 à 85 —	3
41 à 45 —	94	86 à 90 —	1

D'où il suit que c'est parmi les sujets de 46 à 50 ans qu'il y a eu le plus de cholériques ; qu'ensuite, depuis la naissance jusqu'à 60 ans, le chiffre des malades s'est maintenu à peu près le même pour chaque série de 5 années ; que dans cette longue période de la vie, ce sont les individus de 21 à 25 ans qui ont été le plus épargnés ; qu'après 60 ans le chiffre des cholériques décroît à peu près dans la même proportion que le chiffre de la population : qu'enfin, sur la totalité des malades, le plus jeune n'était âgé que d'un mois ; le plus avancé en âge avait 87 ans.

Si l'on examine maintenant quelle a été pour chaque âge ou du moins pour chaque période d'âge la durée moyenne de la maladie, mais seulement chez les 722 cholériques non décédés, on trouve que

De la naissance à un an, cette durée a été de treize jours et neuf heures ;

Que d'un an à cinq ans elle a été de sept jours et neuf heures ;

De dix à quinze ans, de huit jours et quatre heures ;

Dans les âges compris entre quinze et soixante ans, de sept jours et deux heures seulement;

Enfin de soixante à quatre-vingts ans et au delà, de huit jours et deux heures.

Ainsi la durée moyenne du choléra, chez les 722 malades qui ont guéri, a été en raison directe de la faiblesse de l'âge ou un peu plus longue dans le jeune âge et dans la vieillesse que dans tous les autres âges intermédiaires.

DE LA MORTALITÉ

DANS SES RAPPORTS AVEC LES AGES.

Le nombre des cholériques décédés s'élève à 390, dont 169 du sexe maseulin et 221 du sexe féminin.

Sur ces 390 malades décédés du choléra, il en est mort, savoir :

	Pour le sexe masculin.	Pour le sexe féminin.	Pour les deux sexes réunis.
De l'âge de 2 mois,	1	1	2
— 3 —	2	»	2
— 5 —	»	1	1
— 7 —	»	1	1
— 9 —	1	1	2
— 10 —	»	1	1
— 1 an,	5	8	13
— 2 ans,	1	9	10
— 3 —	3	»	3
— 4 —	2	1	3
— 5 —	5	3	8
— 6 —	6	1	7

	Pour le sexe masculin.	Pour le sexe féminin.	Pour les deux sexes réunis.
De l'âge de 7 ans,	4	6	10
— 8 —	1	2	3
— 9 —	4	2	6
— 10 —	1	2	3
— 11 —	2	5	7
— 12 —	4	1	5
— 13 —	1	1	2
— 14 —	1	4	5
— 15 —	»	4	4
— 16 —	2	»	2
— 17 —	»	2	2
— 18 —	3	2	5
— 19 —	2	1	3
— 20 —	»	3	3
— 21 —	1	3	4
— 22 —	»	3	3
— 23 —	»	»	»
— 24 —	»	3	3
— 25 —	»	3	3
— 26 —	»	2	2
— 27 —	5	1	6
— 28 —	1	5	6
— 29 —	1	»	1
— 30 —	3	2	5
— 31 —	»	1	1
— 32 —	2	1	3
— 33 —	»	3	3
— 34 —	3	1	4
— 35 —	2	4	6
— 36 —	2	2	4
— 37 —	2	»	2
— 38 —	2	2	4
— 39 —	»	»	»
— 40 —	3	5	8
— 41 —	1	1	2
— 42 —	»	»	»
— 43 —	2	3	5

	Pour le sexe masculin.	Pour le sexe féminin.	Pour les deux sexes réunis.
De l'âge de 44 ans,	4	6	10
— 45 —	5	1	6
— 46 —	1	1	2
— 47 —	3	7	10
— 48 —	4	4	8
— 49 —	2	2	4
— 50 —	6	7	13
— 51 —	1	2	3
— 52 —	5	3	8
— 53 —	2	1	3
— 54 —	3	1	4
— 55 —	7	1	8
— 56 —	4	7	11
— 57 —	4	5	9
— 58 —	1	2	3
— 59 —	1	2	3
— 60 —	2	6	8
— 61 —	2	»	2
— 62 —	2	2	4
— 63 —	»	1	1
— 64 —	2	2	4
— 65 —	»	3	3
— 66 —	1	2	3
— 67 —	»	3	3
— 68 —	2	2	4
— 69 —	2	1	3
— 70 —	6	13	19
— 71 —	»	1	1
— 72 —	»	7	7
— 73 —	2	1	3
— 74 —	»	4	4
— 75 —	1	2	3
— 76 —	3	2	5
— 77 —	»	1	1
— 78 —	1	2	3
— 79 —	1	1	2
— 80 —	»	1	1

	Pour le sexe masculin.	Pour le sexe féminin.	Pour les deux sexes réunis.
De l'âge de 81 ans,	1	1	2
— 85 —	»	1	1
— 87 —	»	1	1

On remarque dans cette distribution des décès par âge que le maximum de la mortalité épidémique correspond aux années 70, 50 et première. L'âge de 70 ans est en outre celui dans lequel le plus grand nombre d'individus du sexe féminin a succombé, tandis que la mortalité de la plus grande partie de l'autre sexe a eu lieu dans la cinquante-cinquième année.

Le plus jeune des cholériques décédés n'avait que 2 mois d'existence, le plus âgé avait 87 ans.

Afin de savoir d'ailleurs comment la mort s'est conduite à l'égard des différents âges, divisés par périodes de 5 ans, nous avons dressé le tableau ci-après qui montre avec évidence que parmi les 390 malades, morts du choléra-morbus asiatique, il y en avait de l'âge :

	Pour le sexe masculin.	Pour le sexe féminin.	Pour les deux sexes réunis.
De 0 à 5 ans,	20	26	46
6 à 10 —	16	13	29
11 à 15 —	8	15	23
16 à 20 —	7	8	15
21 à 25 —	1	12	13
26 à 30 —	10	8	18
31 à 35 —	7	10	17
36 à 40 —	9	9	18
41 à 45 —	12	11	23
46 à 50 —	16	21	37
51 à 55 —	18	8	26

	Pour le sexe masculin.	Pour le sexe féminin.	Pour les deux sexes réunis.
De 56 à 60 —	12	22	34
61 à 65 —	6	8	14
66 à 70 —	11	21	32
71 à 75 —	3	15	18
76 à 80 —	5	7	12
81 à 85 —	1	2	3
86 à 90 —	»	1	1

D'où il suit que la première enfance ou l'âge compris entre la naissance et 5 ans forme à peu près le huitième des morts (46), ou 13 sur 100 ;

La seconde enfance, de 6 à 15 ans, le septième (52), 14 sur 100 ;

L'adolescence, de 16 à 30 ans, le huitième (46), 13 sur 100 ;

L'âge mûr, de 31 à 60 ans, presque la moitié (155), 50 sur 100 ;

Enfin la vieillesse, de 61 à 90 ans, presque le quart (80), 25 sur 100.

En d'autres termes, les âges de 0 à 15 ans et ceux de 56 à 60 et au-dessus offrent la mortalité la plus élevée, au moins d'une manière proportionnelle au nombre des malades atteints.

Les âges de 16 à 20 ans sont les époques de la vie qui donnent au contraire le moins grand nombre de victimes : après eux viennent les âges de 26 à 55 ans dans lesquels la mortalité se trouve inférieure à celle que l'on observe dans la seconde enfance de 6 à 15 ans, de même que dans l'adolescence entre 21 et 25 ans.

Ainsi les âges qui ont le plus souffert du choléra sont : la première enfance, l'âge mûr et la vieillesse, et les âges les moins frappés sont ceux de 6 à 20 ans.

DE LA MORTALITÉ

DANS SES RAPPORTS AVEC LE SEXE.

On a vu plus haut que le nombre total des personnes atteintes de l'épidémie, depuis l'invasion jusques et y compris le 4 septembre, s'est élevé à 1,112 dont 522 du sexe masculin et 590 du sexe féminin.

Sur ces 1,112 malades, il en est mort 169 du sexe masculin et 221 du sexe féminin.

La mortalité dans le sexe masculin a donc été de 1 sur 3,08, et dans le sexe féminin de 1 sur 2,6.

Si l'on compare les décès de chaque sexe à sa population respective, on trouve une assez grande différence : elle est pour les hommes d'un décès sur 4,9 (836 hommes et 169 décès), et pour les femmes d'un décès sur 3,9 (864 femmes et 221 décès).

Ainsi, pour la fréquence de la maladie comme pour le nombre des décès, le sexe féminin l'a emporté d'une fraction assez notable sur le sexe masculin.

Dans le commencement et au milieu de l'épidémie

moins d'hommes que de femmes succombèrent. Jusqu'au 22 août inclusivement la proportion fut de trois des premiers contre quatre des secondes; plus tard la mortalité fut répartie d'une manière à peu près égale entre les sujets des deux sexes.

DU CHOLÉRA

DANS SES RAPPORTS AVEC LES PROFESSIONS.

Afin d'apprécier aussi exactement que possible l'influence des professions sur le développement et la terminaison de la maladie, nous avons dressé deux tableaux dont l'un donne la somme totale des malades par profession et dont l'autre représente les rapports de la mortalité cholérique avec ces mêmes professions (1):

1° TABLEAU DES MALADES PAR PROFESSIONS.

Professions.	Nombre des malades.
Vignerons	383
Agriculteurs	60
Journaliers et domestiques	119
Individus sans profession	231
Ecclésiastiques	1
Religieuses	4
Médecins	3
Infirmiers	8

(1) Les professions, qui ne comptent qu'un malade ou qu'un décès, ont été comprises ici, à cause de leur peu d'importance, dans la dernière catégorie dite des professions diverses ou sans désignation spéciale.

Professions.	Nombre des malades.
Fonctionnaires	13
Rentiers	30
Maçons et tailleurs de pierre	10
Menuisiers et scieurs de long	13
Maréchaux et couteliers	6
Boulangers et fourniers	21
Cordonniers	27
Tailleurs et couturières	26
Marchands	41
Blanchisseuses	13
Bouchers	12
Tisserands	8
Tanneurs	3
Jardiniers	6
Diverses (sans désignation)	74
TOTAL	1,112

2° TABLEAU DE LA MORTALITÉ PAR PROFESSIONS.

Professions.	Nombre des morts.	Proportion.			
Vignerons	147	1 mort sur	2.6 malades.		
Agriculteurs	3	1	—	20	—
Journaliers et domestiques	48	1	—	2.4	—
Individus sans profession	130	1	—	1.7	—
Ecclésiastiques et religieuses	0	0	—	5	—
Médecins	1	1	—	3	—
Infirmiers	5	1	—	3	—
Fonctionnaires	4	1	—	3.2	—
Rentiers	14	1	—	2	—
Maçons	1	1	—	10	—
Menuisiers et scieurs de long	4	1	—	3.2	—
Maréchaux et couteliers	2	1	—	3	—

Professions.	Nombre des morts.	Proportion.
Boulangers..........	4	1 mort sur 5 malades.
Cordonniers..........	4	1 — 6.7 —
Tailleurs et couturières	3	1 — 8.6 —
Marchands...........	9	1 — 4.5 —
Blanchisseuses.......	1	1 — 13 —
Bouchers............	1	1 — 12 —
Tisserands...........	1	1 — 8 —
Tanneurs............	0	0 — 3 —
Jardiniers...........	1	1 — 6 —
Diverses (sans désignation)..............	7	1 — 10 —
Total...	390 décès.	

On voit par l'examen de ces tableaux qu'aucune profession n'a été privilégiée ; que la maladie a surtout choisi ses victimes parmi la classe des vignerons, puisque cette classe ou profession a fourni à elle seule 383 attaques dont 147 décès, c'est-à-dire le tiers environ du nombre des personnes atteintes et approchant la moitié de la mortalité totale (1).

Dans la classe des agriculteurs, où il y a eu 60 malades, on n'a compté que 3 décès.

Les journaliers, les domestiques y compris les individus sans profession (2) ont eu 350 cholériques et

(1) Le nombre des vignerons à Gy est évalué à plus de 500; celui des agriculteurs n'est que d'une centaine environ.

(2) Les femmes, qui ne vivent d'ordinaire que du travail de leurs maris et les enfants en bas âge ou qui n'ont pas encore la force de rien gagner ont été compris dans la catégorie des individus sans profession. Au contraire, les femmes et les enfants qui exécutent les mêmes travaux que le chef de la famille ont été classés dans la même profession que ce dernier.

178 d'entre eux, ou plus de la moitié, sont morts de l'épidémie.

Les tanneurs et les corroyeurs ont échappé à la mortalité et sont de ceux qui par conséquent ont été le moins éprouvés par le choléra-morbus.

De même la mort a épargné les ecclésiastiques et les religieuses, quoiqu'on les trouvât partout où les appelaient l'exercice de leurs pénibles fonctions et le salut des malades.

Les marchands, les rentiers, les fonctionnaires, les personnes le plus habituellement ou sans cesse en rapport avec les cholériques ont assez vivement souffert. Ces dernières, par exemple, ont eu jusqu'à 6 morts sur 16 malades. Au nombre des décédés on remarque un médecin, deux dames de charité et plusieurs infirmiers volontaires ou gardes-malades.

Les menuisiers, les boulangers, les cordonniers, les tailleurs, les tisserands, les jardiniers ont été en général moins maltraités par le fléau que les autres classes ou professions, sans qu'il soit possible d'établir aucune proportion exacte entre ces différents états, le nombre des individus qui les exercent n'étant qu'imparfaitement connu.

Nous ne dirons rien au surplus des professions à un décès et des professions diverses. Sous le rapport de la mortalité elles se placent entre les termes extrêmes que nous venons de signaler.

TABLEAU

INDIQUANT LE NOMBRE DES INVASIONS ET DES DÉCÈS CHOLÉRIQUES JOUR PAR JOUR OU AUX DIVERSES ÉPOQUES DE L'ÉPIDÉMIE, DEPUIS SON ORIGINE LE 27 JUILLET JUSQU'A SON EXTINCTION DÉFINITIVE LE 4 SEPTEMBRE SUIVANT (1).

Jours d'invasion.	Nombre des cas.	Nombre des décès.	Jours d'invasion.	Nombre des cas.	Nombre des décès.
27 juillet.	6	6	17 —	39	10
28 —	1	0	18 —	28	22
29 —	3	0	19 —	34	9
30 —	3	3	20 —	49	8
31 —	3	0	21 —	29	14
1er août.	11	1	22 —	15	8
2 —	19	3	23 —	23	9
3 —	18	7	24 —	18	7
4 —	18	2	25 —	17	6
5 —	11	7	26 —	9	7
6 —	18	20	27 —	15	4
7 —	15	30	28 —	6	2
8 —	28	28	29 —	5	3
9 —	29	15	30 —	9	0
10 —	35	25	31 —	5	1
11 —	20	32	1er sept.	1	2
12 —	30	16	2 —	0	2
13 —	28	11	3 —	1	0
14 —	21	34	4 —	0	5
15 —	47	8			
16 —	53	22	TOTAUX.	722 cas.	390 d.

Ce relevé permet de suivre pas à pas l'augmentation et la diminution progressives de l'épidémie. Il assigne

(1) Dans ce tableau du nombre des invasions ne figurent pas celles qui se rapportent aux 390 cholériques décédés, attendu que dans les renseignements fournis, il ne nous a été fait aucune désignation précise à ce sujet.

l'époque de la première invasion ou du premier cas de choléra au 27 juillet et montre que l'envahissement du fléau n'a pas été extrêmement prompt, puisque dans les premiers temps il n'y a pas eu en moyenne plus de 4 invasions ni plus de 3 décès cholériques par jour.

Ainsi du 27 juillet au 5 août inclusivement la mort n'a frappé qu'un seul malade sur 58 habitants et, dans cette première période, 93 invasions seulement ont pu être constatées.

Dans la seconde période, un peu plus longue et surtout incomparablement plus meurtrière que la première, du 6 au 22 août, la mortalité par le choléra a outre-passé la proportion d'un décès sur 5.4 habitants et le nombre des attaques s'est élevé à plus de 500.

Enfin, dans la dernière période comprise entre le 22 août et le 4 septembre, on n'a enregistré qu'un peu plus d'une centaine de cas (109) dont 50 ont été mortels. Ce n'est, relativement à la population qui les a fournis, qu'un mort sur 34 habitants.

Le plus grand nombre d'invasions dans un jour a été de 53, le 16 août ; de 49 le 20 ; de 47 le 15 ; de 39 le 17, etc.

Le plus grand nombre de décès quotidiens s'est élevé à 34 le 14 août, jour le plus funeste; à 32 le 11 ; à 30 le 7 ; à 28 le 8 ; à 25 le 10, etc.

Sur ces 390 décès 9 ont eu lieu en juillet, 372 en août et 9 en septembre. C'est donc pendant le mois d'août que le choléra a produit sans comparaison le plus de victimes.

Ainsi, le 27 juillet, premier jour; le 14 août, maximum de la mortalité; le 22 août, premier jour de la décroissance, telles sont les principales époques de l'épidémie dans son invasion et ses effets à Gy en 1854.

La durée totale de la maladie a été de 40 jours, du 27 juillet au 4 septembre.

Pendant ce court laps de temps le nombre des morts a été près de six fois plus considérable que dans toute une année entière où le chiffre des décès dans cette ville s'élève annuellement à 75 en moyenne.

La période d'augmentation ou de croissance a été de 10 jours. Parvenue à son plus haut degré de violence l'épidémie a sévi dans toute sa fougue pendant 16 jours, du 6 au 22 août; puis elle est entrée dans sa période de déclin dont la durée n'a point dépassé 13 jours.

Le choléra n'a donc pas mis à Gy sensiblement beaucoup plus de temps à diminuer qu'à s'accroître.

TABLEAU

PAR RUES DES RÉSULTATS DE L'ÉPIDÉMIE ET RAPPORT DES DÉCÈS CHOLÉRIQUES AU CHIFFRE DE LA POPULATION.

La ville de Gy est divisée du sud-est au nord-ouest par cinq rues dont l'alignement est à peu près régulier et dont la direction première a été déterminée par l'inclinaison du sol vers la vallée de la Saône. Ces rues sont les rues des Terreaux, de Champlitte, des Biefs, du Pont et du Grand-Mont. Trois autres grandes et belles rues croisent celles-ci à peu près perpendiculairement du levant au couchant : l'une est la rue des Capucins, l'autre la Grande-Rue, la troisième enfin est la rue du Bourg.

La réunion de ces artères comprend huit rues principales auxquelles il faut ajouter quelques autres rues secondaires, telles que : la rue de l'Hôpital, la ruelle du Conroy, la rue Traversière, la rue Neuve, la rue Haute, la rue de l'Église, celle du Château ; et, dans le quartier de l'Hôtel de ville, les rues ou chemins de la Perrière, de Fresnes, Saint-Mamès, sous les Vorpes, derrière les Capucins, etc. ; en outre, quelques autres ruelles ou impasses innominées.

Les places, avons-nous dit, sont au nombre de trois : la plus grande est celle de l'Hôtel de ville, régularisée depuis quelques années et ornée de plantations ; après celle-ci viennent la place des Ecuries et celle du Château (1).

Toutes ces rues et places se composent de 480 maisons d'habitation, dont 471 ont eu des malades et 241 des décès. Les 1,112 malades de l'épidémie et, parmi eux, les 390 qui en ont été victimes se trouvent répartis rue par rue ainsi qu'il suit :

(1) Voir à la fin le plan de la ville.

	Malades.	Morts.	Habitants.	Proportion des décès.
Grande Rue........	177	87	436	1 décès sur 4.9 hab.
Rue du Pont......	123	89	310	1 — 3.4
Rue des Capucins (et rue Mircan).....	99	61	209	1 — 3.4
Rue du Bourg......	96	53	260	1 — 4.8
Rue de Champlitte (et rue des Terreaux)..........	90	61	232	1 — 3.8
Rue du Grand-Mont (et ruelle du Conroy)............	59	22	152	1 — 6.9
Rue des Biefs......	38	19	101	1 — 5.3
Hôpital...........	40	»	»	» »
Totaux...	722	390	1,700	

TABLEAU

PAR RUES DU NOMBRE DES MAISONS ATTEINTES ET DU NOMBRE PROPORTIONNEL DES CHOLÉRIQUES PAR RAPPORT A CHAQUE MAISON.

Noms des rues.	Nombre des maisons atteintes.	Nombre des cholériques.	Proportion des cholériques par maison.
Grande Rue........	121	262	2.1
Rue du Pont.......	86	212	2.4
Rue des Capucins (et rue Mircan)......	58	160	2.7
Rue du Bourg.......	72	149	2.06
Rue de Champlitte (et rue des Terreaux)..	64	151	2.2
Rue du Grand-Mont (et ruelle du Conroy).............	42	81	1.9
Rue des Biefs.......	28	57	2.03
Hôpital.............	»	40	»
Totaux...	471	1,112	

Les maisons des quartiers du Bourg et de l'Hôtel de ville, qui sont en général plus propres, plus saines et plus élevées que celles des autres quartiers et qui sont habitées en grande partie par la bourgeoisie, ont eu la moins forte proportion de morts et de malades.

Le quartier de la Porte de Choye (comprenant toute la Grande-Rue) où résident les commerçants et surtout le vaste quartier de l'Hôpital, qui dans les quatre à cinq rues dont il se compose laisse plus à désirer que les autres sous le rapport des conditions d'espace, d'aération et de propreté, qui ne renferme pour ainsi dire que des familles peu aisées ou indigentes, ont relativement beaucoup plus souffert de l'épidémie que les autres parties de la ville considérées dans leur ensemble. Je citerai, par exemple, la rue de Champlitte, la rue des Capucins et la rue du Pont qui ont perdu chacune un peu plus du quart de leur population non fugitive ou restante.

Dans une cour appartenant à cette dernière rue on a même compté jusqu'à 13 cas de mort sur 21 locataires ou habitants.

DE LA MORTALITÉ DANS LES MAISONS.

Non-seulement il y a eu des cholériques dans presque toutes les maisons et non-seulement dans un grand nombre d'entre elles à peu près autant de malades que d'habitants, mais encore on a constaté que parmi les maisons atteintes *cinquante-deux* avaient été entièrement vidées par la mort.

Le tableau suivant présente le mode de répartition des décès entre les maisons atteintes :

Ainsi 141 maisons	ont eu chacune	1	décès,	ci.	141 décès.
66	—	2	—		132
23	—	3	—		69
8	—	4	—		32
2	—	5	—		10
1	—	6	—		6
TOTAL. 241 maisons.					390 décès.

D'où il suit que dans un peu plus de la moitié des maisons, de celles du moins où la mort a pénétré, deux ou un plus grand nombre de personnes ont été frappées mortellement : autrement dit, il y a eu 66 maisons où il est mort 2 personnes ; 23 où il en est mort 3 ; 8 où il en est mort 4 ; 2 où il en est mort 5 et une où il en est mort jusqu'à 6, total 249 décès dans 100 maisons : ce qui fait en moyenne 2 décès 4 dixièmes par chaque maison.

Les cas où le choléra est resté tout à fait isolé et n'a atteint qu'un individu par maison sont les cas exceptionnels.

ÉTAT CIVIL.

La répartition des malades et des décès par état civil a eu lieu dans les proportions suivantes :

	Nombre.	Malades.	Proportion.	Décès.	Proportion.
Garçons........	454	132	1 sur 3.4	69	1 sur 6.4
Hommes mariés.	358	231	1 sur 1.5	96	1 sur 3.7
Veufs..........	25	2	1 sur 12	7	1 sur 3.5
Filles..........	442	158	1 sur 2.7	104	1 sur 4.2
Femmes mariées.	363	175	1 sur 2	82	1 sur 4.4
Veuves..........	58	24	1 sur 2.4	32	1 sur 1.8
	1700	722		390	

Ainsi, 584 cholériques étaient mariés, 463 célibataires, 65 dans l'état de veuvage : total, 1,112. Sur ce total la mort a frappé 178 mariés ou 1 sur 3,2 ; 173 célibataires ou 1 sur 2,6 ; et 39 individus dans le veuvage ou 1 sur 1,6.

On observera ici que les individus étant dans le veuvage ont été moissonnés en bien plus grand nombre que ceux qui n'y étaient pas ; que les veuves surtout ont particulièrement souffert, puisque, sur 58 que l'on comptait, 32 sont mortes ou près des deux tiers, tandis que parmi les veufs la mortalité n'a guère été que de moitié, et pour tout le reste, mariés ou célibataires, en moyenne du tiers environ.

CONDITIONS D'AISANCE OU DE PAUVRETÉ.

Pour avoir approximativement le rapport du degré d'aisance et de pauvreté au nombre des cholériques et au chiffre de la mortalité, nous avons partagé tous les malades en quatre grandes classes, savoir : la classe riche ou très-aisée, la classe aisée, la classe peu sée et la classe pauvre ou indigente.

Sur les 722 malades qui ont guéri, 40 ou 1 sur 17 appartenaient à la première classe; 275 ou 1 sur 2,6, à la seconde; 186 ou 1 sur 3,8, à la troisième; et 221 ou 1 sur 3 environ, à la quatrième.

Sur les 390 malades qui sont morts, 24 ou 1 sur 16 étaient riches; 141 ou 1 sur 2,7 étaient aisés; 49 ou 1 sur 7 étaient peu aisés, et 175 ou 1 sur 2,2 étaient pauvres ou indigents.

DURÉE MOYENNE DU CHOLÉRA CHEZ LES MALADES.

Sur les 722 cholériques non décédés :

13	ont été malades durant	1	jour.
83	—	2	—
119	—	3	—
89	—	4	—
65	—	5	—
44	—	6	—
40	—	7	—
59	—	8	—
16	—	9	—
39	—	10	—
6	—	11	—
28	—	12	—
13	—	13	—
11	—	14	—
25	—	15	—
8	—	16	—
6	—	17	—

16	ont été malades durant	18	jours.
9	—	19	—
12	—	20	—
4	—	21	—
2	—	22	—
3	—	23	—
3	—	25	—
1	—	27	—
3	—	28	—
1	—	29	—
3	—	30	—
1	—	31	—

TOTAL... 722 malades.

Ainsi, on trouve dans ce relevé que la moyenne générale de la durée du choléra, pour la totalité des malades non décédés ou qui ont pu se rétablir, a été de 7 jours et 7 heures environ.

HOPITAL DE GY.

Le nombre total des cholériques s'est élevé à 1,112; celui des décès à 390. Sur ces 1,112 malades, 80 ont été reçus et traités à l'hôpital, du 8 août au 4 septembre suivant, et 40 y ont succombé.

La mortalité, parmi ces 80 cholériques, a été de 1 sur 2; ce qui fait exactement la moitié ou une proportion plus forte que la mortalité à domicile, qui n'a été que de 1 sur 3 ou un tiers moins élevée.

Cette différence, au préjudice des malades traités dans les salles de l'hôpital, ne prouve cependant en aucune façon que les soins qu'ils y ont reçus aient été moins bien entendus et moins vigilamment suivis qu'en dehors de cet établissement spécial. Loin de là on pourrait soutenir, au contraire, que le traitement qui leur a été prescrit, comme l'exactitude avec laquelle il a été exécuté, toutes choses étant égales d'ailleurs, a été de beaucoup préférable à celui auquel ont été soumis en général les autres cholériques de la ville. L'élévation du chiffre de la mortalité que présente la population cholérique entrée à l'hôpital, ne peut donc tenir qu'à ce que les malheureux qu'on y apportait étaient dans la plupart des cas frappés à un degré pernicieux ou dans un état désespéré ; à ce que la prompte administration des secours leur avait souvent manqué au début de la maladie, ou du moins avait été retardée ; et aussi enfin à ce que, appartenant à la classe inférieure et pauvre, ils étaient comparativement plus épuisés par les privations en tout genre, dues à la misère profonde dans laquelle le plus grand nombre d'entre eux avaient antérieurement vécu.

A en juger d'ailleurs par ce que j'ai vu et par les renseignements que j'ai recueillis, je puis encore affirmer que les malades traités à l'hôpital représentent les cas de choléra les plus graves observés pendant le cours de l'affection épidémique, et que ces cas ont été au moins dans la proportion de deux sur trois, bien qu'il n'y ait eu qu'un décédé sur deux malades.

Du reste, rien de particulier à mentionner au sujet de l'âge, du sexe, des professions, des conditions d'habitation et d'hygiène que présentaient les cholériques dont il s'agit, puisqu'ils figurent dans les relevés relatifs à ces sortes d'influences dont il a été parlé plus haut.

Je me bornerai donc à consigner dans le tableau suivant, rangés par ordre de date et jour par jour, les décès par l'effet du choléra qui ont eu lieu à l'hôpital depuis le 8 août jusqu'au 4 septembre suivant :

Le 9	août	5	Le 21	août	3
10	—	4	22	—	1
11	—	6	23	—	0
12	—	4	24	—	3
13	—	2	25	—	1
14	—	2	26	—	0
15	—	0	27	—	0
16	—	1	28	—	1
17	—	5	29, 30, 31, etc.		0
18	—	0	4 septembre.		1
19	—	1			
20	—	0		Total...	40 déc.

Comme on le voit, l'hôpital a eu une mortalité cholérique en rapport direct avec le développement épidémique le plus marqué, du moins pour les deux dernières phases du règne de la maladie. Cette mortalité a été très-élevée à l'époque où le choléra sévissait dans toute sa force, comme du 9 au 17 août ; puis au déclin elle a diminué graduellement et en proportion du chiffre total des décès pour l'ensemble de l'épidémie.

L'hôpital de Gy, ouvert le 8 août, a été fermé le 4 septembre et est ainsi resté en activité pendant 27 jours.

SYMPTOMES.

Le phénomène initial le plus constant par lequel le choléra s'est manifesté à Gy, dans les cas de cette affection que nous avons observés pendant le cours de l'épidémie, a été la diarrhée. Cette diarrhée caractéristique a été elle-même quelquefois précédée, mais plus souvent accompagnée, de borborygmes dans les intestins, de chaleur à l'épigastre avec oppression, d'inappétence et de céphalalgie, de vertiges, de ralentissement du pouls, de sensation de froid général et de troubles dans les fonctions locomotrices.

Les symptômes les plus tranchés, qui ont succédé à ces prodromes, ont été les vomissements plus ou moins répétés de matières liquides, tantôt jaunâtres, tantôt verdâtres ou presque blanches ; les déjections alvines fréquentes ou prodigieusement abondantes d'un fluide aqueux, blanchâtre, assez semblable à de la décoction de riz, rarement coloré, parfois mélangé d'ascarides lombricoïdes. En même temps des crampes douloureuses avaient lieu dans les extrémités inférieures, commençant par les orteils et se propageant aux muscles des jambes, des cuisses, des poignets, des bras et enfin à tout le tronc. A ces symptômes se joignaient un sentiment douloureux dans la région épigastrique, une grande prostration des forces avec amaigrissement rapide, une anxiété précordiale et thoracique considérable, la gêne de la respiration, la diminution et plus tard la suppression complète des urines. Le pouls aux artères radiales, de plus en plus faible, filiforme et accéléré, ne tardait pas à disparaître et la température générale du corps éprouvait un abaissement proportionnel à l'affaiblissement de la circulation. Au visage, les traits s'altéraient d'une manière profonde : le teint se plombait, le nez s'effilait, les yeux ternes s'excavaient et s'enfonçaient dans les orbites, au pourtour desquelles se formait un cercle brunâtre, creux et livide; les joues devenaient également creuses, les pommettes saillantes, la face grippée, etc.; en un mot, toute la physionomie du sujet présentait cet aspect particulier, cadavéreux, qu'on a si généralement désigné sous le nom de *facies cholérique*. Presque toujours les malades, inquiets, agités, en proie à une chaleur interne, excessive, qui contrastait singulièrement avec le froid de la surface du corps ou des extrémités, étaient en même temps dévorés par une soif inextinguible et réclamaient sans cesse de l'eau ou des boissons fraîches. Presque toujours aussi le développement et la marche des accidents étaient d'autant plus rapides que l'attaque épidémique offrait plus d'intensité, et fréquemment les cholériques succombaient sans qu'il se fût manifesté le moindre signe particulier à la période de réaction.

Au fur et à mesure que l'algidité se prononçait davantage, si le pouls restait supprimé, les parties les plus éloignées du centre de la circulation, telles que les pieds, les mains, la figure, prenaient une teinte cyanique, bleue, violacée, plus ou moins intense ; les ongles étaient livides ou noirs ; la peau, celle du front surtout, se couvrait d'une sueur abondante à la fois froide et visqueuse ; celle des doigts était flétrie, ridée, plissée comme si elle eût macéré dans l'eau et donnait par le contact la sensation que l'on éprouve en touchant la peau d'un cadavre. D'autre part, l'anxiété et l'oppression étaient portées au plus haut degré, les urines manquaient, les autres évacuations persistaient ou avaient entièrement cessé. La langue violâtre ou décolorée était froide, l'haleine aussi, la voix affaiblie ou éteinte, la cyanose complète ainsi que la réfrigération et l'absence du pouls. Bref, au milieu de ces symptômes, qui caractérisaient si fortement surtout à la fin cette seconde période de la maladie, et auxquels venaient encore s'ajouter d'autres perturbations fonctionnelles du côté des organes des sens, il survenait une sorte d'engourdissement ou de coma dans lequel, après une courte agonie, le cholérique expirait ayant conservé le plus souvent toute sa raison et ses facultés intellectuelles jusqu'à ses derniers moments.

Au contraire, lorsque la terminaison devait être favorable, on voyait bientôt la violence des accidents diminuer, le refroidissement et la cyanose cesser de faire des progrès. Les évacuations par les voies alvines devenaient moins fréquentes ; les matières muqueuses blanchâtres se transformaient en matières bilieuses. Les crampes se dissipaient tout à fait; les battements du pouls ne tardaient pas à se faire sentir; la teinte bleuâtre des téguments disparaissait: la respiration devenait plus libre; la sécrétion des urines se rétablissait graduellement, la peau se couvrait d'une sueur chaude; les traits, les yeux, la voix et les forces, toutes les fonctions vitales, en un mot, revenaient peu à peu à leur état naturel, et le malade entrait en convalescence.

Tels étaient ordinairement les symptômes les plus saillants par lesquels le choléra se manifestait à Gy dans le cours de l'épidémie.

Mais, comme dans toute épidémie, ces symptômes présentaient beaucoup de variétés et de combinaisons tant pour le nombre que pour la violence, la durée et l'ordre dans lequel ils se suivaient. Chez quelques sujets, en effet, la maladie débutait, pour ainsi dire, tout à coup par les accidents les plus graves; chez d'autres, ces accidents, généralement beaucoup moins intenses, ne se développaient que d'une manière lente et graduelle. On observait dans certains cas le ralentissement ou la disparition du pouls et de la chaleur avant tous les autres symptômes, à l'exception pourtant de la diarrhée, qui précédait constamment de quelques heures ou de quelques jours l'invasion du choléra. Les crampes manquaient quelquefois ou n'avaient qu'une faible durée. D'autres fois aussi l'état algide se montrait sans les vomissements. Tantôt l'affaiblissement général, l'anxiété précordiale, l'agitation continuelle étaient les phénomènes prédominants; tantôt c'étaient la cyanose et les phénomènes asphyxiques.

Enfin, assez communément il survenait pendant ou après la réaction soit des phénomènes cérébraux, soit des phénomènes typhoïdes, des congestions viscérales, des exanthèmes ou des éruptions comparables à l'urticaire, à la roséole, à la rougeole, à la scarlatine, à la miliaire, etc., etc.

TRAITEMENT.

Le traitement du choléra que nous avons mis en usage, pendant notre séjour à Gy, a varié suivant la forme et le degré d'intensité de la maladie, suivant ses différentes périodes, suivant ses complications et la prédominance de certains symptômes.

La diète absolue, une chaleur uniforme, l'emploi des infusions aromatiques de thé, de tilleul, etc., les fomentations sur le ventre et les préparations d'opium à petite dose ont généralement suffi à la guérison des malades dans le cours de la première période.

Durant la période algide, les moyens thérapeutiques dont l'emploi nous a paru offrir le plus d'avantage, ont été les excitants diffusibles à l'intérieur et les topiques stimulants à l'extérieur.

Nous avons prescrit aux malades les infusions aromatiques chaudes de camomille, de thé, de mélisse, de café léger, etc., alcoolisées au point de déterminer une excitation notable; les potions cordiales sous un petit volume, également alcoolisées ou éthérées, suivant les indications, et administrées par cuillerées d'heure en heure jusqu'au début de la réaction.

Nous avions recours en outre aux moyens caléfacteurs, aux révulsifs de la peau appliqués aux pieds, aux jambes, aux cuisses et aux membres supérieurs sous forme de tuiles chaudes, de sinapismes en assez grand nombre, de frictions, etc.

La réaction une fois obtenue, nous avons diminué les excitants : nous en avons même tout à fait suspendu l'emploi au fur et à mesure qu'elle s'est prononcée plus franchement, et nous avons substitué aux boissons stimulantes et diaphorétiques les boissons fraîches, agréablement acidulées. Suivant qu'au contraire la réaction était incomplète, insuffisante ou trop vive, nous insistions sur les excitants cutanés tels que nous venons de les indiquer ou sur les topiques émollients, les boissons adoucissantes, les révulsifs, etc. Rarement il était nécessaire de recourir aux antiphlogistiques proprement dits.

Dans les cas où les vomissements persistaient, malgré le retour de la chaleur et le rétablissement de la circulation, nous les modérions par l'eau de Seltz et par la glace à l'intérieur. Dans ceux où les évacuations alvines étaient trop fréquentes, l'extrait de ratanhia à haute dose et le nitrate d'argent en lavements remplaçaient avec avantage les préparations opiacées.

Les crampes se calmaient d'ordinaire sous l'influence des frictions faites sur les muscles contracturés au moyen du chloroforme ou de l'alcool camphré.

Les vésicatoires volants posés sur la région de l'estomac et pansés avec l'hydrochlorate de morphine servaient à combattre l'épigastralgie ou cette anxiété particulière, quelquefois si grande, qui tourmente au plus haut degré presque tous les cholériques.

Quant aux phénomènes cérébraux, typhoïdes, exanthémateux, etc., on leur opposait généralement à peu près les mêmes moyens que ceux auxquels on a recours dans les affections cérébrales, dans la fièvre typhoïde, etc.

Enfin, durant la convalescence nous avions coutume de prescrire pour régime des bouillons coupés, une alimentation légère et de l'eau de Seltz vineuse pour boisson.

TRAITEMENT EMPLOYÉ PAR M. LÉLUT.

Voici maintenant quelques-uns des moyens à l'aide desquels nous avons vu M. Lélut traiter les malades à domicile et ceux qui arrivaient à l'hôpital.

Au début, les infusions de thé, de tilleul, de camomille, etc., simples ou alcoolisées ; la tisane de riz acidulée avec l'eau de Rabel, les demi-lavements au nitrate d'argent (0,15 centigrammes); les lavements légèrement opiacés et additionnés de 10 à 15 grammes d'extrait de ratanhia : tels étaient les divers moyens administrés suivant les cas et avec plus ou moins d'activité particulièrement durant le premier stade.

Quand la maladie était parvenue au second, tout en continuant les mêmes remèdes, M. Lélut employait le bain de vapeurs sèches, qu'on pratiquait en faisant brûler dans une lampe, ou à défaut dans une tasse placée à côté du lit, environ 125 grammes d'alcool et en conduisant la vapeur de la flamme à travers un tuyau en fer dont l'une des extrémités était adaptée au foyer et l'autre se rendait sous la couverture de laine dans laquelle était enveloppé le malade.

On entretenait la chaleur communiquée par le bain, en appliquant autour du corps des briques fortement chauffées ou des boules remplies d'eau bouillante, et l'on faisait continuellement des frictions, soit avec des substances spiritueuses et aromatiques, soit avec le chloroforme, pour diminuer la violence des crampes ou pour les calmer tout à fait.

Les révulsifs cutanés, maintenus sur les extrémités et l'application d'un large vésicatoire à l'épigastre, triomphaient assez souvent du vomissement et de la cardialgie.

L'ipécacuanha à dose vomitive était administré au début, mais dans les cas de complication saburrale ou d'embarras gastrique seulement.

Enfin les boissons gazeuses, la glace, les préparations d'opium ; les antispasmodiques en raison de la forme toute nerveuse des accidents ; les potions et les boissons stimulantes, servaient tour à tour à remplir les autres indications que présentait la maladie.

RÉSUMÉ.

Du 27 juillet 1854 au 4 septembre suivant, sur une population de 2,236 habitants, réduite à 1,700 ou approchant par l'émigration, la ville de Gy a compté :

1,112 cholériques ou près de 2 sur 3 de la population non fugitive ou restante (1) ;

390 décès, à peu près 1 sur 3 des malades, 1 sur 4,3 de la population.

Le sexe masculin a eu 169 décès ou environ 1 sur 3.08.

Le sexe féminin 221 décès, 1 sur 2,6.

Les âges de 0 à 15 ans, ceux de 56 à 60 et au-dessus ont offert un chiffre de décès plus élevé d'un cinquième par rapport aux décès de la période de la vie entre 15 et 45 ans.

La classe des vignerons, en immense majorité, de même que les autres professions qui indiquent le

(1) En y comprenant, comme cela a été dit, les 130 malades affectés de fièvre typhoïde, et dont 24 ont succombé, on trouve en tout 1,242 malades et 414 décès, c'est-à-dire 1 décès sur 3 malades, et 1 mort sur 4 habitants.

moins d'aisance sont celles qui ont particulièrement le plus souffert des ravages de l'épidémie.

La mortalité a été de 1 sur 16 dans la classe riche, et de 1 sur 2,2 dans la classe pauvre ; de 1 sur 2,7 dans la classe aisée, et de 1 sur 7 seulement dans la classe dite peu aisée.

Les rues exposées au nord et situées dans la partie basse de la ville, qui sont d'ailleurs habitées presque exclusivement par la population ouvrière et indigente, ont été celles où le choléra a fait, proportion gardée, le plus de victimes.

On a constaté des décès dans un peu plus de la moitié du nombre total des maisons, et dans presque la moitié de celles où la mort a pénétré, deux ou un plus grand nombre de personnes (en moyenne 2,4) ont été frappées mortellement.

Il y a eu aussi peu de familles qui n'aient eu qu'un seul cholérique lorsqu'un de leurs membres a été attaqué par le fléau.

Répartis par état civil, les décès ont été de 1 sur 3,2 chez les cholériques mariés ; de 1 sur 2,6 chez ceux qui n'étaient pas mariés, et de 1 sur 1,6 chez ceux qui étaient dans le veuvage.

Envisagée sous le rapport des causes, l'intensité presque inouïe avec laquelle le choléra de 1854 a régné dans la ville de Gy, ne semble pouvoir s'expliquer que par l'influence pernicieuse exercée depuis longtemps sur la population par la misère que la disette en céréales et les mauvaises ou infructueuses récoltes en vins, dans le pays, avaient antérieurement produite.

Relativement aux symptômes, les plus caractéristiques ont été : la diarrhée, les vomissements, les crampes, l'absence du pouls, le refroidissement et la cyanose.

La marche des accidents dans les cas graves ou mortels a été extrêmement prompte ; beaucoup de malades succombaient dans les 24 ou 48 heures avant que la réaction ne se fût prononcée. Dans les cas de guérison, au contraire, la durée de la maladie s'est étendue en moyenne au delà de 7 jours.

La proportion des décès a été cinq fois plus forte dans la seconde phase de l'épidémie qu'au commencement et à la fin.

Sur une moyenne de 500 émigrants, qui par peur se sont éloignés du foyer épidémique, 16 ont été atteints en route, 9 sont morts, les autres ont été complétement et en totalité préservés.

Enfin, quant aux effets du traitement, ils se sont montrés favorables deux fois sur trois à domicile et une fois sur deux à l'hôpital.

DÉPENSES OCCASIONNÉES PAR L'ÉPIDÉMIE.

Les dépenses qu'il a fallu faire, à l'occasion du choléra, se sont élevées à une somme considérable dont une partie à la charge de la commune, une autre à la charge du département, et le reste a été payé au moyen des secours que le gouvernement a bien voulu faire remettre à la municipalité.

Le conseil général avait voté 700 fr. Le chiffre de la somme accordée par M. le ministre de l'agriculture et du commerce a été de..... fr. non compris une certaine part dans les dons (5,000 fr.) adressés personnellement par l'Empereur pour être distribués aux cholériques les plus nécessiteux de la Haute-Saône. La ville a dépensé en outre 7,036 fr. en secours de toute espèce et a mis à la disposition des malades les ressources de son hospice et de son bureau de bienfaisance.

Dès l'apparition du choléra, le préfet du département, M. Dieu, et le sous-préfet de l'arrondissement de Gray, M. Voirol, sont venus en personne sur le théâtre de l'épidémie visiter les cholériques, s'assurer qu'ils étaient soignés, relever leur moral et concerter avec les autorités et les membres de la commission sanitaire toutes les dispositions les plus propres à arrêter ou à diminuer les progrès et l'intensité du mal.

De même Monseigneur le cardinal Mathieu, archevêque de Besançon, a donné par sa présence des marques d'une vive et touchante sollicitude à l'égard des pauvres malades, auxquels Son Éminence a prodigué avec autant de zèle que de prudence les consolations de la charité et les secours de la religion.

Quant aux habitants, il faut dire aussi à leur avantage que l'énergie à combattre le fléau, qu'ils ont déployée dans cette crise terrible, a été véritablement grande et admirablement soutenue : que non-seulement les autorités, mais tous, prêtres, médecins, religieuses, dames de charité, comme simples particuliers, se sont empressés de concourir au salut commun des malades avec une abnégation et un dévouement dont malheureusement un grand nombre ont été victimes (1).

(1) Voici, d'après la déclaration officielle, et sauf omission, rangés par ordre alphabétique, les noms de toutes les personnes qui, pendant les ravages du choléra, ont été employées ou se sont consacrées d'elles-mêmes au soin des malades atteints par l'épidémie :

Messieurs

Bergeret, Xavier, atteint par le choléra.
Bolot, François (dit Francis).
Curty, vicaire de Gy.
Heuchel, élève en médecine, envoyé à Gy par M. le préfet.
Lélut, Louis, médecin de la ville.
Lélut, son fils, membre de l'Institut, député au corps législatif.
Lélut, Jean-Claude, officier supérieur en retraite.
Lélut, Jacques, adjoint au maire.
Lélut, Ferdinand, son fils.
Lélut, Eugène.
Ménans, maire de la ville.

Mozer, élève en médecine, envoyé à Gy par M. le préfet.

Niobey, docteur en médecine, envoyé à Gy par M. le ministre.

Paris, pharmacien.

Perrot, Charles.

Perrot, Félix.

Rouge, curé de Gy.

Roy, élève en médecine, envoyé à Gy par M. le préfet.

Vaulot, vicaire de Gy, atteint par le choléra.

Servain, médecin de la ville, mort du choléra.

Sallot, directeur de la poste.

Mesdames

Rousselot, Antide (dévouement, activité infatigables).

Perrot, Colette, morte du choléra.

Guyard, Marie, morte du choléra.

Ménans, atteinte par le choléra.

Sœurs de Saint-Vincent-de-Paul.

Mesdames

Baudot, Josephte, en religion sœur Omer, atteinte par le choléra.

Champon, Delphine, en religion sœur Hermann, atteinte par le choléra.

N............., en religion sœur Cyprien.

Gros-Jean, Clémentine, en religion sœur Anne-Catherine.

Jeannin, Aimée, en religion sœur Damien, supérieure, atteinte par le choléra.

Varin, Louise, en religion sœur Albine, atteinte par le choléra.

Vouron, Clémentine, en religion sœur Lycérie.

TABLEAUX STATISTIQUES.

PREMIÈRE

Tableaux par rues des cas de choléra non suivis de décès, qui ont été observés depuis
noms, prénoms, sexes, âges, professions, état civil, degré d'aisance ou de pauvreté de
et la durée de leur maladie.

TABLEAU I.

Nos D'ORDRE.	NOMS.	PRÉNOMS.	SEXE.	AGE.
1	MICHAUD..................	Charles........	Masculin.	36 ans.
2	SOYE MICHAUD............	Marguerite.....	Féminin.	31 ans.
3	LAMBEUF femme VUILLAUME	Anne-Baptiste..	Id.	47 ans.
4	VUILLAUME...............	Joséphine......	Id.	20 ans.
5	MILHAU femme ROUSSET...	Virginie........	Id.	45 ans.
6	DARDOT..................	Adeline.........	Id.	25 ans.
7	COLOT...................	Auguste........	Masculin.	46 ans.
8	COUTURIER...............	François.......	Id.	61 ans.
9	MASSON..................	Anne-Claude...	Féminin.	46 ans.
10	BEQUE femme CHARPILLET.	Françoise......	Id.	26 ans.
11	THOMASSEY..............	François.......	Masculin.	62 ans.
12	VIEILLET................	Anne...........	Féminin.	42 ans.
13	TORLOCHOT..............	Pierre..........	Masculin.	24 ans.
14	BOUCHARD...............	Louis...........	Id.	35 ans.
15	CLEMENÇOT..............	Antoine........	Id.	38 ans.
16	BORNET..................	Nicolas........	Id.	49 ans.
17	SOURDILLET..............	Anne-Claude..	Féminin.	46 ans.
18	MASSON..................	Nicolas........	Masculin.	60 ans.
19	MASSON..................	Louis...........	Id.	17 ans.
20	POISSONNIER............	Anne...........	Féminin.	25 ans.
21	CORNU femme RÉMOND.....	Anne...........	Id.	30 ans.
22	FAIVRE..................	Pierre-François.	Masculin.	30 ans.
23	ROUARD..................	Françoise......	Féminin.	48 ans.
24	POIRÉE..................	Joseph.........	Masculin.	50 ans.
25	PUTHOMME...............	Philippe.......	Id.	58 ans.
26	FRANCEY.................	Antoinette......	Féminin.	46 ans.
27	GUIARD..................	Jean...........	Masculin.	42 ans.
28	GUIBAUDET..............	François.......	Id.	50 ans.
29	BÉRARD..................	Jean-Claude....	Id.	61 ans.
30	TISSOT..................	Marie-Claudine.	Féminin.	60 ans.
31	SALOT...................	Joseph.........	Masculin.	36 ans.
32	CALIN...................	Pierre..........	Id.	53 ans.
33	KOQUEMAN...............	Élisabeth.......	Féminin.	30 ans.
34	BEAUREGARD.............	Françoise......	Id.	18 ans.

[1] Cas grave. — [2] Cas moyen. — [3] Cas léger.

SECTION.

le 27 juillet jusqu'au 4 septembre 1854 sur les habitants de la ville de Gy, avec indication des malades, leur nombre dans chaque maison, la date de l'invasion, l'état ou le degré d'intensité

GRANDE RUE.

PROFESSION.	DEGRÉ d'intensité de la maladie.	DURÉE de la maladie.	DATE de l'invasion.	ÉTAT CIVIL.	NOMBRE de malades par maison.	DEGRÉ D'AISANCE.
Vigneron......	Choléra [1].	6 jours.	16 août.	Marié.	1	Aisé.
Vigneronne....	Cholérine [2]	2 jours.	20 »	Mariée.	1	Id.
Cafetière......	Id.	3 jours.	18 »	Id.	1	Id.
Cafetière......	Id.	12 jours.	19 »	Fille.	1	Id.
Sans profession.	Choléra.	6 jours.	3 »	Mariée.	1	Peu aisée.
Couturière.....	Cholérine.	4 jours.	19 »	Fille.	1	Aisée.
Facteur.......	Id.	7 jours.	16 »	Marié.	1	Aisé.
Md de vinaigre.	Id.	8 jours.	6 »	Id.	1	Id.
Vigneronne....	Id.	6 jours.	7 »	Mariée.	1	Pauvre.
Aubergiste.....	Choléra.	3 jours.	18 »	Veuve.	1	Aisée.
Sans profession.	Diarrhée [3].	2 jours.	24 »	Marié.	1	Peu aisé.
Vigneronne....	Choléra.	5 jours.	16 »	Mariée.	1	Pauvre.
Courrier.......	Diarrhée.	2 jours.	6 »	Marié.	1	Aisé.
Notaire........	Cholérine.	4 jours.	10 »	Id.	1	Très-aisé.
Vigneron......	Id.	4 jours.	15 »	Id.	1	Aisé.
Menuisier.... .	Id.	7 jours.	12 »	Id.	1	Pauvre.
Sans profession.	Id.	8 jours.	13 »	Mariée.	1	Aisée.
Vigneron......	Id.	3 jours.	20 »	Marié.	2	Peu aisés.
Vigneron......	Id.	3 jours.	21 »	Garçon		
Blanchisseuse..	Id.	2 jours.	17 »	Mariée.	1	Aisée.
Marchande....	Choléra.	12 jours.	28 »	Id.	1	Pauvre.
Vétérinaire.....	Cholérine.	1 jour.	20 »	Marié.	1	Aisé.
Domestique....	Id.	2 jours.	10 »	Fille.	1	Pauvre.
Perruquier.....	Id.	3 jours.	15 »	Marié.	1	Id.
Aubergiste.....	Id.	6 jours.	9 »	Id.	1	Très-aisé.
Aubergiste.....	Id.	8 jours.	15 »	Mariée.	1	Aisée.
Aubergiste.....	Id.	3 jours.	16 »	Marié.	1	Aisé.
Md de Farines..	Id.	2 jours.	17 »	Id.	1	Id.
Marchand......	Id.	3 jours.	5 »	Id.	1	Pauvre.
Marchande.. ..	Id.	6 jours.	3 »	Mariée.	1	Aisée.
Dir. des postes	Id.	3 jours.	16 »	Marié.	1	Aisé.
Cordonnier....	Diarrhée.	2 jours.	19 »	Id.	1	Id.
Boulangère....	Choléra.	16 jours.	11 »	Mariée.	1	Aisée.
Blanchisseuse..	Diarrhée.	2 jours.	16 »	Fille.	1	Pauvre.

Nos D'ORDRE.	NOMS.	PRÉNOMS.	SEXE.	AGE.
35	RENDU	François	Masculin.	54 ans.
36	DARDOT	Louise	Féminin.	45 ans.
37	PRUNAUX	Félix	Masculin.	26 ans.
38	MARTIN	Émile	Id.	12 ans.
39	LAMOTHE	Joseph	Id.	31 ans.
40	LAMOTHE	Anne	Feminin.	28 ans.
41	PARIS	Claire	Id.	10 ans.
42	PICHON	Barthélemy	Masculin.	48 ans.
43	COLOT	Louis	Id.	43 ans.
44	JOUBERT	Étienne	Id.	57 ans.
45	PERROT	Pierre	Id.	44 ans.
46	MICHAUD	Maria	Féminin.	10 ans.
47	DARDOT	Claudine	Féminin.	48 ans.
48	GRONDELEMENT	Charles	Masculin.	28 ans.
49	BURGERET	Victor	Id.	45 ans.
50	VUILLAUME	Baptiste	Id.	45 ans.
51	VUILLAUME	Claude	Id.	50 ans.
52	VUILLAUME	Adeline	Féminin.	18 ans.
53	ROUSSET	François	Masculin.	40 ans.
54	ROUSSET	Alfred	Id.	9 ans.
55	ROUSSET	Constant	Id.	4 ans.
56	GUENON	Françoise	Féminin.	68 ans.
57	GIRAUD	Joseph	Masculin.	3 ans.
58	Veuve PUTHOMME	Marguerite	Féminin.	75 ans.
59	PUTHOMME	Anne	Id.	37 ans.
60	LEVRET (QUELS)	Joseph	Masculin.	76 ans.
61	FAIVRE	Pierre	Id.	31 ans.
62	JOUBERT	Thérèse	Féminin.	54 ans.
63	BLANC	Antoine	Masculin.	46 ans.
64	BLANC	François	Id.	20 ans.
65	CHARPILLET	Anne	Féminin,	27 ans.
66	CHARPILLET	Claude	Masculin.	5 ans.
67	FAIVRE	Annette	Féminin.	19 ans.
68	DROUOT	Barbe	Id.	47 ans.
69	THOMASSET	Jean	Masculin.	8 ans.
70	MARGUE	François	Id.	24 ans.
71	VIOLLET	Jeanne	Féminin.	41 ans.
72	VIOLLET	Pierre	Masculin.	48 ans.
73	VIOLLET	Françoise	Féminin.	16 ans.
74	JOLLIVET	Toussaint	Masculin.	38 ans.
75	JOLLIVET	Marie	Féminin.	11 ans.
76	DENIS	Thérèse	Id.	37 ans.
77	DENIS	Joseph	Masculin.	47 ans.

PROFESSION.	DEGRÉ d'intensité de la maladie.	DURÉE de la maladie.	DATE de l'invasion.	ÉTAT CIVIL.	NOMBRE de malades par maison.	DEGRÉ D'AISANCE.
Sans profession.	Choléra.	3 jours.	1er aout.	Marié.	1	Pauvre.
Sans profession.	Id.	7 jours.	2 »	Mariée.	1	Aisée.
Sabotier.......	Diarrhée.	2 jours.	7 »	Marié.	1	Pauvre.
Sans profession.	Choléra.	4 jours.	11 »	Garçon	1	Aisé.
Cordonnier.....	Diarrhée.	2 jours.	16 »	Marié.	2	Peu aisés.
Couturière.....	Id.	3 jours.	17 »	Mariée.		
Sans profession.	Choléra.	4 jours.	24 »	Fille.	1	Aisée.
Maçon.........	Diarrhée.	2 jours.	19 »	Marié.	1	Id.
Vigneron.......	Choléra.	10 jours.	12 »	Id.	1	Pauvre.
Cultivateur....	Cholérine.	2 jours.	16 »	Id.	1	Aisé.
Vigneron.......	Id.	1 jour.	20 »	Id.	1	Pauvre.
Sans profession.	Id.	2 jours.	23 »	Fille.	1	Aisée.
Cuisinière......	Diarrhée.	2 jours.	18 »	Fille.	1	Id.
Mécanicien.....	Id.	2 jours.	8 »	Marié.	1	Id.
Mécanicien.....	Id.	3 jours.	22 »	Id.	1	Id.
Cafetier........	Choléra.	18 jours.	12 »	id.	3	Aisés.
Horloger.......	Cholérine.	3 jours.	9 »	id.		
Blanchisseuse..	Id.	10 jours.	1er »	Fille.		
Manœuvre.....	Id.	6 jours.	5 »	Marié.	3	Pauvres.
Sans profession.	Diarrhée.	3 jours.	28 »	Garçon		
Sans profession.	Cholérine.	10 jours.	2 »	Garçon		
Rentière.......	Id.	5 jours.	1er »	Mariée.	1	Aisée.
Sans profession.	Choléra.	17 jours.	10 »	Garçon	1	Peu aisé.
Propriétaire....	Diarrhée.	1 jour.	9 »	Mariée.	2	Aisées.
Propriétaire....	Cholérine.	15 jours.	1er »	Fille.		
Propriétaire...	Id.	4 jours.	20 »	Marié.	1	Id.
Vétérinaire.....	Cholérine fiév.	8 jours.	15 »	Id.	1	Id.
Mde de légumes.	Cholérine.	5 jours.	25 »	Mariée.	1	Pauvre.
Potier.........	Id.	23 jours.	9 »	Marié.	2	Aisés.
Potier.........	Id.	8 jours.	15 »	Garçon		
Aubergiste.....	Id.	14 jours.	10 »	Mariée.	2	Id.
Sans profession.	Cholérine.	20 jours.	31 juillet	Garçon		
Vigneronne....	Choléra.	10 jours.	17 août.	Fille.	1	Id.
Ménagère......	Cholérine.	3 jours.	19 »	Mariée.	1	Pauvre.
Sans profession.	Id.	5 jours.	16 »	Garçon	1	Id.
Vigneron......	Id.	4 jours.	2 »	Id.	1	Id.
Cuisinière......	Choléra.	21 jours.	9 »	Mariée.	3	Id.
Vigneron......	Cholérine.	8 jours.	17 »	Marié.		
Vigneronne....	Id.	4 jours.	18 »	Fille.		
Bourrelier.....	Id.	20 jours.	5 »	Marié.	2	Aisés.
Sans profession.	Diarrhée.	3 jours.	3 »	Fille.		
Ferblantière....	Cholérine.	3 jours.	28 juillet	Id.	2	Id.
Ferblantier....	Id.	5 jours.	10 août.	Marié.		

Nos D'ORDRE.	NOMS.	PRÉNOMS.	SEXE.	AGE.
78	BONNET..................	Eugénie.......	Féminin.	18 ans.
79	BONNET..................	Marguerite.....	Id.	50 ans.
80	TORTOCHOT.............	Pierre.........	Masculin.	24 ans.
81	CHARMOILLE.............	Jean..........	Id.	50 ans.
82	CHARMOILLE.............	Louis..........	Id.	25 ans.
83	CHARMOILLE.............	Barbe..........	Féminin.	18 ans.
84	CHARMOILLE.............	Marguerite.....	Id.	14 ans.
85	CHARMOILLE.............	Élise..........	Id.	9 ans.
86	CHARMOILLE.............	Anne..........	Id.	48 ans.
87	BEAUREGARD.............	Françoise......	Id.	18 ans.
88	PASSEL..................	Pierre.........	Masculin.	54 ans.
89	PASSEL..................	Célestine.......	Féminin.	45 ans.
90	PASSEL..................	Alfred.........	Masculin.	4 ans.
91	PASSEL..................	Sylvain........	Id.	7 ans.
92	PICHON..................	Reine..........	Féminin.	17 ans.
93	PICHON..................	François.......	Masculin.	51 ans.
94	BRULARD.................	Simon........	Id.	58 ans.
95	BRULARD.................	Claude.........	Id.	18 ans.
96	BRULARD.................	Virginie........	Féminin.	2 ans.
97	LAMOTHE.................	Jeanne.........	Id.	35 ans.
98	LAMOTHE.................	Francis........	Masculin.	10 ans.
99	TERRIER.................	Christophe.....	Id.	45 ans.
100	TERRIER.................	Marguerite.....	Féminin.	6 ans.
101	PICHON..................	Françoise......	Id.	37 ans.
102	BUCHIN..................	Baptiste.......	Id.	32 ans.
103	MARQUET.................	Claude........	Masculin.	37 ans.
104	MARQUET.................	Cécile........	Féminin.	35 ans.
105	MARQUET.................	Céleste........	Id.	7 ans.
106	MARQUET.................	Joseph.........	Masculin.	3 ans.
107	JULLIEN.................	Émile.........	Id.	5 ans.
108	JULLIEN.................	Marie.........	Féminin.	2 ans.
109	VOISIN..................	Ambroise......	Masculin	39 ans.
110	NOIR....................	Nicolas........	Id.	38 ans.
111	CALIN...................	Pierre.........	Id.	56 ans.
112	ROQUEMAN................	Maria.........	Féminin.	5 ans.
113	MOUREY..................	Claude........	Masculin.	28 ans.
114	MOUREY..................	Gustave.......	Id.	10 ans.
115	HENRY...................	Élisabeth......	Féminin.	56 ans.
116	CHAMPAGNE..............	François.......	Masculin.	10 ans.
117	CHAMPAGNE..............	Anne..........	Féminin.	35 ans.
118	ROY.....................	Claude........	Masculin.	22 ans.
119	ROY.....................	Claude........	Id.	61 ans.
120	ROY.....................	Marguerite.....	Féminin.	54 ans.

PROFESSION.	DEGRÉ d'intensité de la maladie.	DURÉE de la maladie.	DATE de l'invasion.	ÉTAT CIVIL.	NOMBRE de malades par maison.	DEGRÉ D'AISANCE.
Bouchère......	Diarrhée.	6 jours.	17 août.	Mariée.	2	Pauvres.
Bouchère......	Id.	1 jour.	20 »	Fille.		
Conducteur....	Id.	3 jours.	17 »	Marié.	1	Aisé.
Vigneron.......	Cholérine.	5 jours.	16 »	Id.	5	Pauvres.
Vigneron......	Id.	3 jours.	20 »	Garçon		
Vigneronne.....	Choléra.	12 jours.	15 »	Fille.		
Vigneronne....	Cholérine.	2 jours.	9 »	Id.		
Sans profession.	Choléra.	6 jours.	24 »	Id.		
Vigneronne....	Diarrhée.	2 jours.	27 »	Mariée.	1	Id.
Blanchisseuse..	Choléra.	12 jours.	28 »	Fille.	1	Peu aisée.
Manouvrier....	Diarhée.	2 jours.	20 »	Marié.	4	Pauvres.
Manouvrière...	Cholérine.	4 jours.	19 »	Mariée.		
Sans profession.	Diarrhée.	7 jours.	17 »	Garçon		
Sans profession.	Id.	8 jours.	18 »	Garçon		
Couturière.....	Choléra.	11 jours.	19 »	Fille.	2	Aisés.
Maçon.........	Id.	0 jour.	1er sept.	Marié.		
Vigneron......	Cholérine.	15 jours.	11 août.	Id.	3	Pauvres.
Vigneron......	Choléra.	10 jours.	18 »	Garçon		
Sans profession.	Cholérine.	9 jours.	16 »	Fille.		
Couturière.....	Id.	5 jours.	14 »	Id.	2	Id.
Sans profession.	Choléra.	10 jours.	13 »	Garçon		
Carrier........	Cholérine.	2 jours.	23 »	Marié.	2	Id.
Sans profession.	Id.	8 jours.	20 »	Fille.		
Couturière.....	Choléra.	16 jours.	29 juillet	Id.	1	Id.
Sabotière......	Cholérine.	5 jours.	5 août.	Mariée.	1	Aisée.
Vigneron......	Fièvre et diarr.	3 jours.	1er »	Marié.	3	Pauvres.
Vigneronne....	Diarrhée.	7 jours.	22 »	Fille.		
Sans profession.	Cholérine.	8 jours.	25 »	Id.		
Sans profession.	Id.	8 jours.	23 »	Garçon	1	Pauvre.
Sans profession.	Choléra.	14 jours.	15 »	Id.	2	Pauvres.
Sans profession.	Cholérine.	13 jours.	14 »	Fille.		
Cordonnier....	Id.	7 jours.	8 »	Marié.	1	Aisé.
Vigneron......	Id.	6 jours.	21 »	Id.	1	Pauvre.
Cordonnier.....	Id.	10 jours.	30 juillet	Id.	1	Id.
Sans profession.	Diarrhée.	1 jour.	10 août.	Fille.	1	Aisée.
Cultivateur....	Id.	3 jours.	4 »	Marié.	1	Id.
Cultivateur....	Choléra.	8 jours.	11 »	Garçon	1	Id.
Boulangère....	Diarrhée.	4 jours.	21 »	Fille.	1	Id.
Sans profession.	Choléra.	10 jours.	25 »	Garçon	2	Id.
Cordonnière....	Id.	18 jours.	14 »	Fille.		
Cordonnier.....	Cholérine.	7 jours.	12 »	Marié.	2	Pauvres.
Cordonnier.....	Choléra.	28 jours.	6 »	Id.		
Cordonnière....	Diarrhée.	3 jours.	22 »	Mariée.	1	Id.

Nos D'ORDRE.	NOMS.	PRÉNOMS.	SEXE.	AGE.
121	MARTIN	Anne	Féminin.	22 ans.
122	MARTIN	Édouard	Masculin.	9 ans.
123	LANDSPERGER	Arbogaste	Id.	42 ans.
124	LANDSPERGER	Marguerite	Féminin.	45 ans.
125	LANDSPERGER	Anne	Id.	10 ans.
126	TERNAN	Françoise	Id.	25 ans.
127	TERNAN	Élisabeth	Id.	67 ans.
128	DEBAUCHEY	Agathe	Id.	25 ans.
129	DEBAUCHEY	Francis	Masculin.	6 ans.
130	LAFIN	Marie	Féminin.	50 ans.
131	Veuve BALLONEY	Marguerite	Id.	76 ans.
132	Femme PRUNEAUX	Françoise	Id.	23 ans.
133	RENDU	Auguste	Masculin.	20 ans.
134	MICHAUD	Pierre	Id.	30 ans.
135	MICHAUD	Henriette	Féminin.	26 ans.
136	Veuve JOUCHOU	Françoise	Id.	50 ans.
137	CHEVILLOT	Antoine	Masculin.	28 ans.
138	VOISIN	Pierre	Id.	43 ans.
139	MICHAUD	Charles	Id.	26 ans.
140	BONNET	Adèle	Féminin.	8 ans.
141	BONNET	Jean-Baptiste	Masculin.	50 ans.
142	Femme BONNET	Anne	Féminin.	44 ans.
143	BONNET	Eugénie	Id.	11 ans.
144	BONNET	Alfred	Masculin.	8 ans.
145	PÉGARD	Marguerite	Féminin.	55 ans.
146	GODARD	Jeanne	Id.	46 ans.
147	GODARD	Pierre	Masculin.	20 ans.
148	PARIS	Claire	Féminin.	10 ans.
149	GODARD	N.	Masculin.	22 ans.
150	Femme LECORNET	N.	Féminin.	50 ans.
151	GUBET	Mélanie	Id.	28 ans.
152	VALET	Claude	Masculin.	27 ans.
153	MMMMM	Catherine	Féminin.	26 ans.
154	MARTINEAU	François	Masculin.	42 ans.
155	Femme MARTINEAU	Baptiste	Féminin.	32 ans.
156	MARTINEAU	Louis	Masculin.	7 ans.
157	MARTINEAU	Joseph	Id.	10 ans.
158	PUTHOMME	Philippe	Id.	58 ans.
159	GUILBAUDET	Claude	Id.	39 ans.
160	GUILLARD	Jean	Id.	45 ans.
161	PUTHOMME	Anne	Féminin.	46 ans.
162	ROUSSEL	Auguste	Masculin.	32 ans.
163	BRULARD	Joseph	Id.	58 ans.

PROFESSION.	DEGRÉ d'intensité de la maladie.	DURÉE de la maladie.	DATE de l'invasion.	ÉTAT CIVIL.	NOMBRE de malades par maison.	DEGRÉ D'AISANCE.
Modiste........	Diarrhée.	2 jours.	29 août.	Fille.	1	Très-aisée.
Sans profession.	Choléra.	15 jours.	6 »	Garçon	1	Très-aisé.
Cordonnier.....	Id.	30 jours.	31 juillet	Marié.		
Cordonnière....	Cholérine.	5 jours.	4 août.	Mariée.	3	Pauvres.
Sans profession.	Diarrhée.	3 jours.	16 »	Fille.		
Couturière.....	Choléra.	13 jours.	15 »	Mariée.	2	Id.
Blanchisseuse..	Cholérine.	8 jours.	25 »	Id.		
Vigneronne....	Id.	4 jours.	12 »	Id.	2	Aisés.
Sans profession.	Diarrhée.	2 jours.	9 »	Garçon		
Vigneronne....	Id.	3 jours.	15 »	Mariée.	1	Aisée.
Rentière.......	Choléra.	15 jours.	7 »	Veuve.	1	Très-aisée.
Sabotière......	Id.	9 jours.	14 »	Mariée.	1	Pauvre.
Domestique....	Diarrhée.	4 jours.	15 »	Marié.	1	Id.
Boulanger.....	Choléra.	12 jours.	3 »	Id.	2	Peu aisés.
Boulangère....	Diarrhée.	2 jours.	6 »	Mariée.		
Confiseuse.....	Cholérine.	8 jours.	17 »	Mariée.	1	Aisée.
Menuisier......	Diarrhée.	2 jours.	27 »	Marié.	1	Aisé.
Boucher.......	Id.	3 jours.	24 »	Id.	1	Id.
Boucher.......	Cholérine.	5 jours.	10 »	Garçon	1	Id.
Sans profession.	Choléra.	10 jours.	8 »	Fille.		
Menuisier......	Diarrhée.	12 jours.	20 »	Marié.		
Ménagère......	Id.	3 jours.	17 »	Mariée.	5	Pauvres.
Sans profession.	Choléra.	15 jours.	10 »	Fille.		
Sans profession.	Diarrhée.	5 jours.	24 »	Garçon		
Vigneronne....	Choléra.	10 jours.	12 »	Mariée.	1	Aisée.
Fermière......	Id.	9 jours.	13 »	Id.	2	Pauvres.
Fermier.......	Id.	13 jours.	17 »	Garçon		
Sans profession.	Id.	6 jours.	24 »	Fille.	1	Très-aisée.
Fournier.......	Id.	10 jours.	3 »	Marié.	1	Pauvre.
Cloutière......	Cholérine.	2 jours.	20 »	Fille.	1	Id.
Domestique....	Choléra.	12 jours.	6 »	Mariée.	1	Id.
Domestique....	Cholérine.	5 jours.	16 »	Garçon	1	Peu aisé.
Nourrice.......	Choléra.	8 jours.	8 »	Mariée.	1	Peu aisée.
Charron.......	Cholérine.	15 jours.	13 »	Marié.		
Ménagère......	Diarrhée.	3 jours.	11 »	Mariée.	4	Peu aisés.
Sans profession.	Id.	5 jours.	24 »	Garçon		
Sans profession.	Id.	7 jours.	21 »	Id.		
Aubergiste.....	Cholérine.	8 jours.	9 »	Marié.	1	Très-aisé.
Md de farines...	Id.	6 jours.	27 »	Id.	1	Aisé.
Aubergiste.....	Id.	7 jours.	21 »	Id.	1	Id.
Aubergiste.....	Choléra.	18 jours.	15 »	Mariée.	1	Aisée.
Domestique....	Diarrhée.	6 jours.	4 »	Garçon	1	Pauvre.
Md de farines...	Choléra.	16 jours.	14 »	Id.		Peu aisé.

Nos D'ORDRE.	NOMS.	PRÉNOMS.	SEXE.	AGE.
164	RÉMOND..................	Alexis.........	Masculin.	4 ans.
165	RÉMOND..................	Martial........	Id.	1 an.
166	CORNU...................	François.......	Id.	80 ans.
167	RÉMOND..................	Charles........	Id.	7 ans.
168	BERGENT.................	Marie..........	Féminin.	55 ans.
169	ROUX....................	Émile..........	Masculin.	1 an.
170	GILBERT.................	Joseph.........	Id.	49 ans.
171	GILBERT.................	Pierre.........	Id.	24 ans.
172	GILBERT.................	Annette........	Féminin.	10 ans.
173	GILBERT.................	Marie..........	Id.	42 ans.
174	BOISSELET...............	Joseph.........	Masculin.	46 ans.
175	Femme LAMBEUF...........	Étiennette.....	Féminin.	28 ans.
176	POISSONNIER.............	Anne...........	Id.	55 ans.
177	POISSONNIER.............	Anne...........	Id.	23 ans.
178	CHARME..................	Caroline.......	Id.	25 ans.
179	Veuve SALOT.............	N..............	Id.	50 ans.

TABLEAU II.

Nos D'ORDRE.	NOMS.	PRÉNOMS.	SEXE.	AGE.
1	SCHLINGS................	François.......	Masculin.	16 ans.
2	SCHLINGS................	Anne-Claude....	Féminin.	19 ans.
3	SURBURGUÈRE.............	François.......	Masculin.	40 ans.
4	ALIX....................	Joséphine......	Féminin.	44 ans.
5	MASSON..................	Marie..........	Id.	50 ans.
6	BOURBO..................	Thérèse........	Id.	15 ans.
7	MASSON..................	Claude.........	Masculin.	17 ans.
8	GROSSE-TÊTE.............	Claude-Joseph..	Id.	34 ans.
9	SAVOYE..................	Marguerite.....	Féminin.	30 ans.
10	GROSSE-TÊTE.............	Joséphine......	Id.	3 ans.
11	DREGER..................	Joseph.........	Masculin.	55 ans.
12	SAVOYE..................	Antoine........	Id.	2 ans.
13	NARDIN..................	Louis..........	Id.	10 ans.
14	NARDIN..................	Louise.........	Féminin.	14 ans.
15	PERNOT-NARDIN...........	Barbe..........	Id.	48 ans.
16	NARDIN père.............	Pierre-François.	Masculin.	48 ans.

PROFESSION.	DEGRÉ d'intensité de la maladie.	DURÉE de la maladie.	DATE de l'invasion.	ÉTAT CIVIL.	NOMBRE de malades par maison.	DEGRÉ D'AISANCE.
Sans profession.	Cholérine.	5 jours.	10 août.	Garçon	4	Pauvres.
Sans profession.	Choléra.	12 jours.	3 »	Id.		
Sans profession.	Cholérine.	12 jours.	1er »	Marié.		
Sans profession.	Id.	3 jours.	4 »	Garçon		
Journalière	Id.	3 jours.	31 »	Mariée.	1	Pauvre.
Sans profession.	Choléra.	8 jours.	23 »	Garçon	1	Id.
Tailleur.......	Cholérine.	12 jours.	8 »	Marié.	4	Peu aisés.
Tailleur.......	Diarrhée.	4 jours.	3 »	Garçon		
Sans profession.	Choléra.	21 jours.	30 juillet	Fille.		
Couturière. ...	Id.	4 jours.	3 août.	Mariée.		
Médecin.......	Id.	30 jours.	5 »	Marié.	1	Très-aisé.
Ménagère......	Diarrhée.	12 jours.	2 »	Mariée.	1	Pauvre.
Bouchère......	Cholérine.	8 jours.	4 »	Id.	2	Aisées.
Bouchère......	Choléra.	18 jours.	6 »	Fille.		
Rentière.......	Diarrhée.	4 jours.	26 »	Id.	1	Très-aisée.
Rentière.......	Id.	4 jours.	4 sept.	Veuve.	1	Très-aisée.

Rue du Pont.

PROFESSION.	DEGRÉ d'intensité de la maladie.	DURÉE de la maladie.	DATE de l'invasion.	ÉTAT CIVIL.	NOMBRE de malades par maison.	DEGRÉ D'AISANCE.
Perruquier.....	Diarrhée.	3 jours.	16 août.	Garçon	2	Peu aisés.
Lingère........	Id.	2 jours.	20 »	Fille.		
Boucher.......	Cholérine.	5 jours.	17 »	Marié.	1	Aisé.
Domestique....	Id.	3 jours.	18 »	Fille.	1	Peu aisée.
Sans profession.	Choléra.	4 jours.	16 »	Mariée.	1	Peu aisée.
Sans profession.	Cholérine.	5 jours.	13 »	Id.	1	Pauvre.
Cordonnier.....	Id.	4 jours.	19 »	Garçon	1	Id.
Cordonnier.....	Id.	2 jours.	10 »	Marié.	1	Id.
Sans profession.	Choléra.	3 jours.	9 »	Mariée.	1	Peu aisée.
Sans profession.	Cholérine.	4 jours.	10 »	Fille.	1	Pauvre.
Tisserand......	Diarrhée	2 jours.	13 »	Marié.	1	Id.
Sans profession.	Cholérine.	5 jours.	8 »	Garçon	1	Id.
Sans profession.	Diarrhée.	3 jours.	14 »	Id.	4	Aisés.
Sans profession.	Cholérine.	4 jours.	11 »	Fille.		
Sans profession.	Id.	5 jours.	8 »	Mariée.		
Menuisier......	Id.	7 jours.	9 »	Marié.		

Nos D'ORDRE	NOMS.	PRÉNOMS.	SEXE.	AGE.
17	GILBERT père.............	Joseph.........	Masculin.	50 ans.
18	GILBERT fils...............	Gustave.......	Id.	11 ans
19	BOURGEOIS................	Claude.........	Id.	48 ans.
20	BOURGEOIS...............	Élisabeth	Féminin.	12 ans.
21	DEBAUCHEY..................	Joseph.........	Masculin.	40 ans.
22	BARRET....................	Marguerite.....	Féminin.	40 ans.
23	RENAUD....................	Étienne........	Masculin.	44 ans.
24	BONDEVINE................	Anne-Baptiste..	Féminin.	42 ans.
25	RENAUD...................	Adèle..........	Id.	7 ans.
26	ROBERT...................	Reine..........	Id.	67 ans.
27	CAFAS.....................	Joseph.........	Masculin.	61 ans.
28	VIÉ, femme CAFAS..........	Louise...	Féminin.	56 ans.
29	Veuve BOURLOT............	Anne-Claude...	Id.	68 ans.
30	BARRET....................	Claude-Antoine.	Masculin.	58 ans.
31	BERTHIER, femme BARRET..	Marguerite.....	Féminin.	57 ans.
32	BARRET....................	Pierre...	Masculin.	18 ans.
33	BUC......................	Jean-Claude....	Id.	58 ans.
34	BUC......................	Joseph.........	Id.	26 ans.
35	BOURLOT, femme BUC.......	Marguerite.....	Féminin.	55 ans.
36	STIVALET..................	Antoine........	Masculin.	18 ans.
37	PARET....................	Marguerite.....	Féminin.	20 ans.
38	PARET.....................	Marie..........	Id.	11 ans.
39	PARET.....................	Ambroise......	Masculin.	26 ans.
40	ESCOFFIER................	Jenet..........	Id.	28 ans.
41	PUTHOMME.................	Marguerite.....	Féminin.	18 ans.
42	BROCARD..................	Anne..........	Id.	56 ans.
43	BRULARD, femme BLUSSAN..	N........... .	Id.	43 ans.
44	LOUISOT	Élisabeth.......	Id.	23 ans.
45	LOUISOT..................	Henri..........	Masculin.	5 ans.
46	SIBOULOT.................	Reine..........	Féminin.	67 ans.
47	POUCHET..................	Émile..........	Masculin.	15 ans.
48	JOUBERT..................	Françoise......	Féminin.	55 ans.
49	JOUBERT..................	Joseph.........	Masculin.	21 ans.
50	ROBERT...................	Jeanne.........	Féminin.	46 ans.
51	RENAUD...................	Baptiste.......	Féminin.	42 ans.
52	RENAUD...................	Adèle..........	Id.	7 ans.
53	BARRET...................	Véronique... ..	Id.	23 ans.
54	BOURGEOIS................	Élisa..........	Id.	13 ans.
55	MARÉCHAL.................	Annette........	Id.	56 ans.
56	CHARPILLET...............	Thérèse........	Id.	18 ans.
57	CHARPILLET...............	Joséphine......	Id.	17 ans.
58	Femme CHARPILLET.........	Françoise......	Id.	45 ans.
59	FOLLOT...................	Marguerite.....	Id.	17 ans.

PROFESSION.	DEGRÉ d'intensité de la maladie.	DURÉE de la maladie.	DATE de l'invasion.	ÉTAT CIVIL.	NOMBRE de malades par maison	DEGRÉ D'AISANCE.
Tailleur d'hab..	Cholérine.	4 jours.	16 août.	Marié.	2	Peu aisés.
Tailleur d'hab.	Id.	6 jours.	17 »	Garçon		
Md de pain d'ép.	Id.	3 jours.	9 »	Marié.	2	Aisés.
Sans profession.	Id.	4 jours.	8 »	Fille.		
Md de fer......	Id.	3 jours.	2 »	Marié.	1	Aisé.
Vigneronne.....	Choléra.	3 jours.	16 »	Mariée.	1	Aisée.
Md de faïence...	Cholérine.	7 jours.	22 »	Marié.	1	Peu aisé.
Marchande.....	Id.	3 jours.	18 »	Mariée.	1	Peu aisée.
Sans profession.	Id.	4 jours.	20 »	Fille.	1	Aisée.
Vigneronne....	Id.	4 jours.	9 »	Mariée.	1	Peu aisée.
Plâtrier........	Id.	7 jours.	15 »	Marié.	2	Aisés.
Sans profession.	Diarrhée.	2 jours.	14 »	Mariée.		
Marchande.....	Id.	3 jours.	15 »	Veuve.	1	Aisée.
Cultivateur....	Cholérine.	3 jours.	13 »	Marié.	3	Aisés.
Cultivatrice....	Id.	4 jours.	12 »	Mariée.		
Cultivateur...	Id.	2 jours.	16 »	Garçon		
Vigneron......	Id.	5 jours.	9 »	Marié.	3	Aisés.
Vigneron.......	Id.	6 jours.	10 »	Garçon		
Vigneronne....	Id.	3 jours.	11 »	Mariée.		
Vigneron......	Diarrhée.	2 jours	10 »	Garçon	1	Aisé.
Cultivatrice....	Cholérine.	7 jours.	8 »	Fille.	3	Aisés.
Sans profession	Id.	4 jours.	7 »	Id.		
Cultivateur.....	Id.	4 jours.	13 »	Marié.		
Domestique....	Choléra.	16 jours.	4 »	Garçon	1	Pauvre.
Cultivatrice....	Diarrhée.	2 jours.	12 »	Fille.	1	Aisée.
Sans profession.	Choléra.	12 jours.	3 »	Mariée.	1	Pauvre.
Sans profession.	Diarrhée.	3 jours.	6 »	Id.	1	Id.
Vigneronne....	Cholérine.	4 jours.	15 »	Id.	2	Aisés.
Sans profession.	Id.	6 jours	14 »	Garçon		
Vigneronne....	Choléra.	20 jours.	6 »	Mariée.	1	Pauvre.
Sans profession.	Id.	20 jours.	15 »	Garçon	1	Id.
Cultivatrice....	Id.	18 jours.	15 »	Mariée.	2	Aisés.
Cultivateur....	Cholérine.	8 jours.	17 »	Garçon		
Cultivatrice....	Choléra.	13 jours.	20 »	Mariée.	1	Pauvre.
Marchande.....	Id.	15 jours.	22 »	Id.	2	Peu aisées.
Sans profession.	Cholérine.	2 jours.	23 »	Fille.		
Vigneronne.....	Id.	3 jours.	27 »	Id.	1	Pauvre.
Sans profession.	Chol. histériq.	8 jours.	26 »	Id.	1	Id.
Journalière.....	Choléra.	30 jours.	2 »	Mariée.	1	Id.
Couturière.....	Cholérine.	8 jours.	17 »	Fille.	2	Aisées.
Vigneronne....	Diarrhée.	2 jours.	29 juillet	Id.		
Vigneronne.....	Diarrhée.	2 jours.	18 août.	Mariée.	1	Aisée.
Vigneronne.....	Diarrhée..	3 jours.	19 »	Fille.	1	Id.

Nos D'ORDRE.	NOMS.	PRÉNOMS.	SEXE.	AGE.
60	BERTHIER	Jeanne	Féminin.	55 ans.
61	BERTHIER	Marie	Id.	12 ans.
62	GALLET	Alphonse	Masculin.	26 ans.
63	VOISIN	Jeanne-Claude	Féminin.	43 ans.
64	ROBELET	Marie	Id.	75 ans.
65	LIÈVRE	Pierre	Masculin.	35 ans.
66	OUDIN	François	Id.	36 ans.
67	OUDIN, veuve PERROT	Anne	Féminin.	67 ans.
68	Veuve MICHAUD	Rose	Id.	58 ans.
69	TERRIER	Désiré	Masculin	68 ans.
70	TERRIER	Auguste	Id.	14 ans
71	TERRIER	Imbert	Id.	2 ans.
72	ROUARD	Léon	Id.	69 ans.
73	Femme ROUARD	Marie	Féminin.	68 ans.
74	COLLOT	Charles	Masculin.	77 ans.
75	Femme BLUSSAND	Anne-Claude	Féminin.	38 ans.
76	BLUSSAND	Claude	Masculin.	12 ans.
77	FOLLOT	Pierre	Id.	34 ans.
78	BOUCHET	Théophile	Id.	44 ans.
79	BOUCHET	Marguerite	Féminin.	43 ans.
80	BARRET	Louis	Masculin.	66 ans.
81	Femme BARRET	Jeanne	Féminin.	52 ans.
82	Femme TRIPARD	Marie	Id.	43 ans.
83	TRIPARD	Maria	Id.	9 ans.
84	VIEILLET	Alexis	Masculin.	56 ans.
85	Veuve FOLLOT	Marguerite	Féminin.	64 ans.
86	Femme VIARD	Thérèse	Id.	33 ans.
87	Veuve BOUVIER	Rosalie	Id.	56 ans.
88	VIARD	Joseph	Masculin	1 an.
89	Femme MASSON	Charlotte	Féminin.	40 ans.
90	PARET	Marguerite	Id.	20 ans.
91	VILLEMAIN	Thérèse	Id.	40 ans.
92	VILLEMAIN	Louis	Masculin.	47 ans.
93	VILLEMAIN	Marie	Féminin.	8 ans.
94	VILLEMAIN	Anne-Claude	Id.	18 ans.
95	SAVOYE-PRÉLAINE	N	Masculin.	40 ans.
96	OUDIN	Pierre	Id.	51 ans.
97	Femme OUDIN	Élisabeth	Féminin.	60 ans.
98	Femme GUILLARD	Baptiste	Id.	32 ans.
99	LAURENT	Marie	Id.	44 ans.
100	MONNERET	François	Masculin.	43 ans.
101	GARNERET	Jean-Baptiste	Id.	33 ans.

PROFESSION.	DEGRÉ d'intensité de la maladie.	DURÉE de la maladie.	DATE de l'invasion.	ÉTAT CIVIL.	NOMBRE de malades par maison.	DEGRÉ D'AISANCE.
Cultivatrice....	Cholérine.	3 jours	22 août.	Fille.	2	Aisées.
Cultivatrice....	Id.	5 jours.	10 »	Id.		
Tourneur......	Diarrhée.	10 jours.	20 »	Garçon	1	Peu aisé.
Manouvrière..	Cholérine.	10 jours.	21 »	Fille.	1	Peu aisée.
Couturière.....	Id.	15 jours.	15 »	Id.	1	Id.
Cultivateur ...	Choléra.	12 jours.	10 »	Marié.	1	Aisé.
Manouvrier.....	Cholérine.	3 jours.	23 »	Garçon	2	Pauvres.
Manouvrière....	Id.	9 jours.	12 »	Veuve.		
Vigneronne.....	Id.	10 jours.	3 »	Mariée.	1	Pauvre.
Journalier......	Diarrhée.	2 jours.	16 »	Marié.	3	Pauvres.
Journalier......	Id.	2 jours.	10 »	Garçon		
Sans profession.	Cholérine.	7 jours.	30 »	Id.		
Cultivateur.....	Diarrhée.	15 jours.	11 »	Marié.	2	Aisés.
Cultivatrice.....	Id.	20 jours.	31 juillet	Mariée.		
Vigneron......	Cholérine.	10 jours.	20 août.	Marié.	1	Pauvre.
Marchande.....	Choléra.	25 jours.	5 »	Veuve.	2	Pauvres.
Marchand......	Id.	23 jours.	2 »	Garçon		
Cultivateur....	Cholérine.	6 jours.	13 »	Id.	1	Pauvre.
Tailleur de lim.	Id.	4 jours.	12 »	Marié.	1	Id.
Ménagère......	Diarrhée.	3 jours.	17 »	Mariée.	1	Id.
Cultivateur...	Cholérine.	5 jours.	19 »	Marié.	2	Aisés.
Cultivatrice....	Choléra.	20 jours.	8 »	Mariée.		
Cultivatrice.....	Id.	15 jours.	1er »	Id.	1	Aisée.
Sans profession.	Id.	12 jours.	11 »	Fille.	1	Id.
Vigneron.......	Id.	14 jours.	19 »	Marié.	1	Pauvre.
Vigneron.......	Cholérine.	6 jours.	16 »	Veuve.	1	Id.
Vigneronne.....	Id.	7 jours.	28 »	Mariée.	1	Aisée.
Couturière.....	Id.	6 jours.	12 »	Veuve.	1	Pauvre.
Sans profession.	Diarrhée.	27 jours.	2 »	Garçon	1	Aisé.
Vigneronne.....	Choléra.	18 jours.	8 »	Mariée.	1	Aisée.
Cultivatrice....	Diarrhée.	2 jours.	31 »	Fille.	1	Id.
Vigneronne....	Cholérine.	7 jours.	7 »	Mariée.	4	Pauvres.
Vigneron.......	Id.	5 jours.	11 »	Marié.		
Sans profession.	Diarrhée.	1 jour.	23 »	Fille.		
Vigneronne.....	Id.	6 jours.	21 »	Id.		
Cordonnier.....	Cholérine.	10 jours.	21 »	Marié.	1	Pauvre.
Vigneron.......	Diarrhée.	2 jours.	15 »	Marié.	2	Aisés.
Vigneronne....	Id.	3 jours.	17 »	Mariée.		
Vigneronne. ..	Id.	4 jours.	1er »	id.	1	Aisée.
Couturière.....	Cholérine.	12 jours.	21 »	Mariée.	1	Aisée.
Gendarme.....	Id.	18 jours.	13 »	Marié.	1	Aisé.
Gendarme	Diarrhée.	3 jours.	5 »	Id.	1	Id.

Nos D'ORDRE.	NOMS.	PRÉNOMS.	SEXE.	AGE.
102	PICARD....................	François.......	Masculin.	42 ans.
103	Femme PICARD............	Marie..........	Féminin.	42 ans.
104	HENRY.....................	N.............	Masculin.	40 ans.
105	HENRY.....................	Françoise......	Féminin.	32 ans
106	LUC-MOINE................	Luc...........	Masculin.	45 ans.
107	MOINE..........	Louis..........	Id.	3 ans.
108	BRULARD..................	Anne..........	Féminin.	34 ans.
109	BRULARD..................	Annette........	Id.	10 ans.
110	GLORGER..................	Jean-Claude....	Masculin.	49 ans.
111	LEGENDRE.................	Antoine........	Id.	36 ans.
112	BOURGEOIS................	Pierre.........	Id.	5 ans.
113	BOURGEOIS................	Claude........	Id.	45 ans.
114	SURBURGUÈRE...	Clément.......	Id.	9 ans.
115	SURBURGUÈRE..............	Germaine......	Féminin.	7 mois.
116	SURBURGUÈRE..............	Agnès.........	Id.	31 ans.
117	SURBURGUÈRE..............	Marie.........	Id.	5 ans.
118	SURDILLET............	Clotilde........	Id.	37 ans.
119	PUTHOMME.................	Philippe......	Masculin	50 ans.
120	PUTHOMME.................	Agathe........	Féminin.	13 ans.
121	PUTHOMME........	Joseph.........	Masculin.	23 ans.
122	PUTHOMME	Marguerite.....	Féminin.	20 ans.
123	PUTHOMME.................	Nicolas........	Masculin.	42 ans.

TABLEAU III.

Nos D'ORDRE.	NOMS.	PRÉNOMS.	SEXE.	AGE.
1	CHAILLARD................	Charles........	Masculin.	36 ans.
2	PERNIN-CHAILLARD........	Anne-Claude...	Féminin.	33 ans.
3	GRUESSE..................	Joseph.........	Masculin.	40 ans.
4	GRUESSE..................	Jean-Baptiste...	Id.	20 ans.
5	CHARRY...................	Claude.........	Id.	32 ans.
6	BARREY...............	Marie.........	Féminin.	68 ans.
7	DROUARD..................	Thérèse........	Id.	35 ans.
8	GUYARD...................	Marguerite.....	Id.	30 ans.
9	CARREY...................	Jean...........	Masculin.	52 ans.
10	MEUNIER..................	Pierre..........	Id.	45 ans.

PROFESSION.	DEGRÉ d'intensité de la maladie.	DURÉE de la maladie.	DATE de l'invasion.	ÉTAT CIVIL.	NOMBRE de malades par maison.	DEGRÉ D'AISANCE.
Gendarme.....	Diarrhée.	3 jours.	10 août.	Marié.	2	Aisés.
Couturière.....	Id.	5 jours.	13 »	Mariée.		
Commis recev..	Cholérine.	8 jours.	12 »	Marié.	2	Id.
Rentière.......	Id.	2 jours.	17 »	Mariée.		
Vigneron......	Choléra.	12 jours.	15 »	Marié.	2	Aisés.
Sans profession.	Diarrhée.	2 jours.	16 »	Garçon		
Journalière....	Id.	2 jours.	17 »	Mariée.	2	Pauvres.
Sans profession.	Cholérine.	5 jours.	18 »	Fille.		
Tisserand......	Diarrhée.	1 jour.	20 »	Marié.	2	Pauvres.
Vigneron......	Cholérine.	6 jours.	17 »	Marié.		
Sans profession.	Id.	3 jours.	21 »	Garçon	2	Aisés.
Md de pain d'ép.	Id.	7 jours.	18 »	Marié.		
Sans profession.	Id.	8 jours.	7 »	Fille.	4	Id.
Sans profession.	Diarrhée	2 jours.	19 »	Garçon		
Bouchère......	Cholérine.	5 jours.	25 »	Mariée.		
Sans profession.	Id.	2 jours.	15 »	Fille.		
Maréchale.....	Diarrhée.	3 jours.	11 »	Mariée	1	Aisée.
Cultivateur....	Cholérine.	5 jours.	31 »	Marié.	3	Aisés.
Cultivatrice....	Id.	6 jours.	20 »	Fille.		
Cultivateur....	Id.	3 jours.	15 »	Garçon		
Cultivatrice....	Id.	5 jours.	21 »	Fille.	1	Aisée.
Cultivateur....	Id.	7 jours.	30 »	Veuf.	1	Aisé.

Rue des Capucins et rue Mircan.

PROFESSION.	DEGRÉ d'intensité de la maladie.	DURÉE de la maladie.	DATE de l'invasion.	ÉTAT CIVIL.	NOMBRE de malades par maison.	DEGRÉ D'AISANCE.
Menuisier......	Cholérine.	6 jours.	30 juillet	Marié.	2	Pauvres.
Sans profession.	Id.	4 jours.	9 août.	Id.		
Cultivateur....	Id.	10 jours.	15 »	Id.	2	Aisés.
Cultivateur....	Id.	3 jours.	9 »	Garçon		
Manouvrier....	Id.	4 jours.	9 »	Marié.	1	Pauvre.
Vigneronne....	Choléra.	20 jours.	8 »	Mariée.	1	Aisée.
Vigneronne....	Diarrhée.	2 jours.	9 »	Id.	1	Peu aisée.
Vigneronne....	Cholérine.	7 jours.	20 »	Id.	1	Aisée.
Maçon.........	Id.	5 jours.	13 »	Marié.	1	Pauvre.
Charpentier....	Id.	3 jours.	15 »	Id.	1	Aisé.

Nos D'ORDRE	NOMS.	PRÉNOMS.	SEXE.	AGE.
11	FAIVRE	François	Masculin.	24 ans.
12	Femme BERGERET	N.	Féminin.	45 ans.
13	CHEVROLET	Joseph	Masculin.	48 ans.
14	MASSON	Anne-Baptiste.	Féminin.	48 ans.
15	CHEVALET	Anne	Id.	53 ans.
16	ROBICHON	François	Masculin.	20 ans.
17	VIARD	Jean-Claude	Id.	60 ans.
18	TERNAN	Jean-Pierre	Id.	50 ans.
19	CHAILLOT	Geneviève	Féminin.	40 ans.
20	GENOUT	Élisabeth	Id.	49 ans.
21	CHAILLOT	Marie	Id.	35 ans.
22	Femme JEAN	N.	Id.	50 ans.
23	MOUREY	Joséphine	Id.	33 ans.
24	MOUREY	Léon	Masculin.	8 ans.
25	TERNAN	Antoinette	Féminin.	51 ans.
26	BUZON	Louis	Masculin.	19 ans.
27	VIEILLET	Joseph	Id.	5 ans.
28	VIEILLET	Marie	Féminin.	14 ans.
29	VIEILLET	Thérèse	Id.	15 ans.
30	VIEILLET	Louise	Id.	8 ans.
31	JACOUTOT	Barbe	Id.	45 ans.
32	VENDŒUVRE	Jean	Masculin.	32 ans.
33	MEUNIER	Paul	Id.	12 ans.
34	Femme MEUNIER	Jeanne	Féminin.	46 ans.
35	LOUISOT	Alexis	Masculin.	41 ans.
36	Femme LOUISOT	Agathe	Féminin.	39 ans.
37	LOUISOT	Élisabeth	Id.	12 ans.
38	Femme CARRÉ	Élisabeth	Id.	40 ans.
39	CARRÉ	Claudotte	Id.	10 ans.
40	Femme FAIVRE	Françoise	Id.	50 ans.
41	FAIVRE	Claude	Masculin.	25 ans.
42	CHEVROLET	Marguerite	Féminin.	23 ans.
43	CHEVROLET	Claude	Masculin.	19 ans.
44	JAMET	Joseph	Id.	8 ans.
45	JAMET	Amélie	Féminin.	10 ans.
46	JAMET	Joseph	Masculin.	52 ans.
47	TERRIER	Élisabeth	Féminin.	50 ans.
48	TERRIER	Charlotte	Id.	15 ans.
49	BAUDIN	Louise	Id.	26 ans.
50	BAUDIN	Thérèse	Id.	51 ans.
51	BAUDIN	Charles	Masculin.	30 ans.
52	BAUDIN	Françoise	Féminin.	24 ans.
53	PUTHOMME	Toussaint	Masculin.	47 ans.

PROFESSION.	DEGRÉ d'intensité de la maladie.	DURÉE de la maladie.	DATE de l'invasion.	ÉTAT CIVIL.	NOMBRE de malades par maison	DEGRÉ D'AISANCE.
Vigneron.......	Cholérine.	2 jours.	18 août.	Garçon	1	Aisé.
Fournière......	Id.	4 jours.	27 »	Mariée.	1	Aisée.
Vigneron......	Id.	3 jours.	14 »	Marié.	1	Aisé.
Vigneronne.....	Id.	3 jours.	15 »	Mariée.	1	Pauvre.
Sans profession.	Choléra.	19 jours.	10 »	Id.	1	Id.
Sans profession.	Id.	11 jours.	19 »	Garçon	1	Id.
Vigneron.......	Cholérine.	5 jours.	13 »	Marié.	1	Id.
Manouvrier.....	Id.	5 jours.	23 »	Id.	1	Id.
Vigneronne....	Id.	3 jours.	25 »	Mariée.	1	Id.
Vigneronne....	Id.	2 jours.	15 »	Id.	1	Id.
Sans profession.	Id.	1 jour.	9 »	Id.	1	Id.
Jardinière......	Id.	7 jours.	4 »	Id.	1	Id.
Sans profession.	Choléra.	8 jours.	7 »	Id.	2	Aisés.
Sans profession.	Id.	15 jours.	8 »	Garçon		
Sans profession.	Id.	12 jours.	28 »	Mariée.	1	Pauvre.
Cultivateur....	Id.	15 jours.	23 »	Garçon	1	Id.
Sans profession.	Cholérine.	5 jours.	12 »	id.	4	Pauvres.
Sans profession.	Id.	3 jours.	20 »	Fille.		
Sans profession.	Id.	4 jours.	26 »	Id.		
Sans profession.	Id.	6 jours.	24 »	Id.		
Cultivatrice....	Choléra.	25 jours.	8 »	Id.	1	Aisée.
Vigneron......	Cholérine.	4 jours.	27 »	Marié.	1	Aisé.
Vigneron......	Id.	8 jours.	1er »	Garçon	2	Aisés.
Vigneronne....	Id.	6 jours.	2 »	Mariée.		
Vigneron......	Choléra.	12 jours.	16 »	Marié.	3	Id.
Vigneronne.....	Cholérine.	9 jours.	8 »	Mariée.		
Vigneronne.....	Id.	12 jours.	20 »	Fille.		
Ménagère......	Choléra.	13 jours.	23 »	Mariée.	2	Pauvres.
Sans profession.	Id.	8 jours.	16 »	Fille.		
Vigneronne.....	Cholérine.	5 jours.	24 »	Mariée.	2	Aisés.
Vigneron.......	Diarrhée.	3 jours.	19 »	Garçon		
Vigneronne....	Choléra.	13 jours.	17 »	Fille.	2	Id.
Vigneron.......	Id.	17 jours.	14 »	Garçon		
Sans profession.	Id.	9 jours.	8 »	Marié.	3	Pauvres.
Sans profession.	Id.	11 jours.	16 »	Fille.		
Peignier.......	Diarrhée.	10 jours.	19 »	Marié.		
Vigneronne.....	Choléra.	22 jours.	7 »	Fille.	1	Aisée.
Vigneronne.....	Cholérine.	3 jours.	3 »	Id.	1	Pauvre.
Cuisinière......	Cholérine.	2 jours.	11 »	Id.	3	Aisés.
Vigneronne.....	Cholérine	4 jours.	9 »	Id.		
Boucher.......	Id.	3 jours.	4 »	Garçon		
Vigneronne....	Diarrhée.	4 jours.	27 »	Mariée.	1	Aisée.
Cultivateur...	Id.	9 jours.	9 »	Marié.	1	Peu aisé.

Nos D'ORDRE.	NOMS.	PRÉNOMS.	SEXE.	AGE.
54	MAYER....................	Jeanne........	Féminin.	60 ans.
55	GODARD..................	Jean..........	Masculin.	70 ans.
56	TERNAN..................	Joseph........	Id.	18 ans.
57	HURETARD...............	Louis.........	Id.	35 ans.
58	Femme HURETARD.........	Geneviève.....	Féminin.	30 ans.
59	HURETARD................	Auguste.......	Masculin.	5 ans.
60	BERGERET................	Joseph	Id.	48 ans.
61	BERGERET................	Jeanne	Féminin.	46 ans.
62	BERGERET................	Jean-Baptiste...	Masculin.	20 ans.
63	BERGERET................	Joséphine......	Féminin.	15 ans.
64	PUTHOMME................	Joseph.........	Masculin.	36 ans.
65	VENDOEUVRE............ ..	Joséphine... ..	Féminin.	30 ans.
66	RENDU....................	Jacques........	Masculin.	58 ans.
67	DUPRÉ....................	Marie..........	Féminin.	4 ans.
68	PIGNÉ....................	Joseph.........	Masculin	30 ans.
69	DARDO..............	Marguerite.. ..	Féminin.	44 ans.
70	DARDO....................	Henri..........	Masculin.	18 ans.
71	BESANÇON................	Jeannette......	Féminin.	35 ans.
72	HUGUENET................	Jean...........	Masculin.	50 ans.
73	HUGUENET................	Virginie........	Féminin.	17 ans.
74	BUZON....................	Marie.........	Id.	23 ans.
75	MARÉCHAL..........	Joseph.........	Masculin.	55 ans.
76	MARÉCHAL............ ...	Jean...........	Id.	21 ans.
77	Femme MARÉCHAL...	Jeannette......	Féminin.	52 ans.
78	Femme CHABRIÉ...........	Anne....... ..	Id.	40 ans.
79	DELLIOT..................	Virginie........	Id.	25 ans.
80	CHAILLARD...............	Joseph.........	Masculin.	3 ans.
81	CHAILLARD........	Pierre..........	Id.	7 ans.
82	JEAN-BAPTISTE............	Jean-Baptiste...	Id.	14 ans.
83	BOISSELET...............	Philippe.......	Id.	43 ans.
84	Veuve SAUVAGEON....... ..	Anne.........	Féminin.	70 ans.
85	RUELLE...........	Claude.........	Masculin.	47 ans.
86	Femme RUELLE............	Rosalie........	Féminin.	47 ans.
87	MASSON..................	Louis..........	Masculin.	16 ans.
88	MASSON..................	Nicolas........	Id.	49 ans.
89	MASSON..................	Joseph.........	Id.	3 ans.
90	MASSON..................	Françoise......	Féminin.	48 ans.
91	MASSON......	Marguerite.....	Id.	14 ans.
92	Femme BADAUD............	Françoise......	Id.	48 ans.
93	LIÈVRE...................	Claude........	Masculin.	46 ans.
94	LIÈVRE...................	Marguerite.....	Féminin.	26 ans.
95	LIÈVRE...................	Charles........	Masculin.	10 ans.
96	LIÈVRE...................	Joséphine......	Féminin.	14 ans.

PROFESSION.	DEGRÉ d'intensité de la maladie.	DURÉE de la maladie.	DATE de l'invasion.	ÉTAT CIVIL.	NOMBRE de malades par maison.	DEGRÉ D'AISANCE.
Jardinière......	Cholérine.	6 jours.	6 août.	Mariée.	1	Aisée.
Cultivateur.....	Id.	5 jours.	6 »	Marié.	1	Aisé.
Cordonnier.....	Id.	4 jours.	21 »	Garçon	1	Peu aisé.
Vigneron	Diarrhée.	3 jours.	19 »	Marié.		
Vigneronne.....	Id.	5 jours.	23 »	Mariée.	3	Pauvres
Sans profession	Id.	4 jours.	27 »	Garçon		
Fournier.......	Cholérine.	3 jours.	12 »	Marié.		
Fournière......	Id.	2 jours.	27 »	Mariée.	4	Aisés.
Fournier.......	Id.	4 jours.	12 »	Garçon		
Fournière......	Id.	7 jours.	13 »	Fille.		
Cultivateur	Id.	5 jours.	16 »	Marié.	1	Aisé.
Cultivatrice....	Choléra.	25 jours.	4 »	Mariée.	1	Aisée.
Tisserand.....	Diarrhée.	3 jours.	13 »	Mariée.	1	Peu aisé.
Sans profession.	Choléra.	8 jours.	15 »	Fille.	1	Pauvre.
Journalier.....	Id.	12 jours.	16 »	Marié.	1	Peu aisé.
Vigneronne....	Cholérine.	10 jours.	19 »	Fille.	2	Aisés.
Vigneron	Diarrhée.	3 jours.	20 »	Garçon		
Cuisinière.....	Id.	4 jours.	25 »	Mariée.	1	Peu aisée.
Jardinier......	Choléra.	15 jours.	15 »	Marié.	2	Peu aisés.
Jardinière....	Cholérine.	12 jours.	16 »	Fille.		
Vigneronne....	Id.	3 jours.	20 »	Id.	1	Aisée.
Charpentier....	Id.	15 jours.	9 »	Marié.		
Charpentier...	Id.	19 jours.	10 »	Garçon	3	Peu aisés.
Ménagère......	Id.	12 jours.	8 »	Mariée.		
Journalière....	Id.	5 jours.	14 »	Mariée.	1	Peu aisée.
Jardinière.....	Id.	6 jours.	21 »	Fille.	1	Très-aisée.
Sans profession.	Id.	12 jours.	16 »	Garçon	2	Pauvres.
Sans profession.	Id.	10 jours.	14 »	Id.		
Berger........	Id.	5 jours.	20 »	Id.	1	Pauvre.
Propriétaire....	Diarrhée.	2 jours.	21 »	Marié.	1	Très-aisé.
Propriétaire....	Id.	2 jours.	23 »	Veuve.	1	Très-aisée.
Tailleur de pier.	Cholérine.	3 jours.	2 »	Marié.	2	Pauvres.
Journalière....	Id.	7 jours.	16 »	Mariée.		
Vigneron.....	Id.	10 jours.	19 »	Garçon		
Vigneron	Id.	6 jours.	21 »	Marié.		
Sans profession.	Cholérine.	20 jours.	2 »	Garçon	5	Peu aisés.
Vigneronne....	Diarrhée.	3 jours.	4 »	Mariée.		
Vigneronne....	Choléra.	19 jours.	31 juillet	Fille.		
Couturière.....	Cholérine.	3 jours.	8 août.	Mariée.	1	Peu aisée.
Concierge......	Diarrhée.	4 jours.	15 »	Marié.		
Blanchisseuse..	Cholérine.	8 jours.	16 »	Fille.		
Sans profession.	Diarrhée.	5 jours.	17 »	Garçon	5	Peu aisés.
Blanchisseuse..	Cholérine.	3 jours.	11 »	Fille.		

Nos D'ORDRE.	NOMS.	PRÉNOMS.	SEXE.	AGE.
97	LIÈVRE....................	Claude........	Masculin.	20 ans.
98	GERMAIN...................	Victoire........	Féminin.	39 ans.
99	MÉNANS..................	N............	Id.	55 ans.

Tableau IV.

Nos D'ORDRE.	NOMS.	PRÉNOMS.	SEXE.	AGE.
1	PERROT....................	Pierre.........	Masculin.	24 ans.
2	ALBERT....................	Pierre.........	Id.	75 ans.
3	MARQUET, femme COLOT...	Jeanne........	Féminin.	47 ans.
4	VUILLAUMIN, f. HEURTARD.	Geneviève......	Id.	70 ans.
5	PICHENEY..................	Césaire........	Masculin.	20 ans.
6	PICHENEY..................	Pauline........	Féminin.	18 ans.
7	RENNEVIER...............	Pierre.......	Masculin.	25 ans.
8	RIVOT.....................	Pierre.......	Id.	35 ans.
9	LAMBEUF..................	Jean.........	Id.	29 ans
10	BOURGEOIS, f. MASSON.....	Françoise......	Féminin.	38 ans.
11	MAIME.....................	Louis........	Masculin.	27 ans.
12	MAIME.....................	Pierre........	Id.	34 ans.
13	VIEILLET..................	Étienne.......	Id.	24 ans.
14	VIEILLET..................	Claude......	Id.	27 ans.
15	BOUVIER, femme DARD......	Véronique	Féminin.	47 ans.
16	VIEILLET..................	Claude.......	Masculin.	48 ans.
17	PERROT, femme VIEILLET...	Antoinette....	Féminin.	50 ans.
18	MARQUET, femme PERROT..	Sophie.......	Id.	52 ans.
19	MARQUET..................	Clarisse......	Id.	18 ans.
20	GALIET, femme VIEILLET...	Joséphine....	Id.	27 ans.
21	PERROT, femme LIÈVRE....	Marguerite...	Id.	45 ans.
22	MARTIN...................	Claude.......	Masculin.	26 ans.
23	DARDOT..................	Joseph........	Id.	47 ans.
24	BERGERET.................	Louis.........	Id.	28 ans.
25	MARQUET.................	Claude.........	Id.	50 ans.
26	MARQUET..................	Anne-Claude..	Féminin.	20 ans.
27	LAMBEUF..................	Claude.......	Masculin.	48 ans.
28	LAMBEUF..................	Émile.........	Id.	18 ans.
29	PETIT, femme LAMBEUF....	Anne..........	Féminin.	46 ans.

PROFESSION.	DEGRÉ d'intensité de la maladie.	DURÉE de la maladie.	DATE de l'invasion.	ÉTAT CIVIL.	NOMBRE de malades par maison.	DEGRÉ D'AISANCE.
Cordonnier.....	Cholérine.	4 jours.	21 août.	Garçon		
Cuisinière......	Id.	5 jours.	25 »	Fille.	1	Peu aisée.
Rentière.......	Id.	6 jours.	23 »	Mariée.	1	Très-aisée.

Rue du Bourg.

PROFESSION.	DEGRÉ d'intensité de la maladie.	DURÉE de la maladie.	DATE de l'invasion.	ÉTAT CIVIL.	NOMBRE de malades par maison.	DEGRÉ D'AISANCE.
Vigneron......	Diarrhée.	3 jours.	3 août.	Marié.	1	Aisé.
Vigneron......	Id.	4 jours.	15 »	Veuf. .	1	Id.
Vigneronne....	Choléra.	13 jours.	7 »	Mariée.	1	Aisée.
Vigneronne....	Cholérine.	4 jours.	10 »	Mariée.	1	Pauvre.
Charcutier ...	Id.	7 jours.	18 »	Garçon	2	Aisés.
Sans profession.	Id.	6 jours.	15 »	Fille.		
Vigneron.......	Id.	4 jours.	12 »	Marié.	1	Aisé.
Vigneron.......	Id.	5 jours.	27 »	Id.	1	Pauvre.
Tisserand......	Id.	8 jours.	18 »	Garçon	1	Peu aisé.
Vigneronne ...	Id.	9 jours.	19 »	Mariée.	1	Pauvre.
Vigneron.......	Id.	4 jours.	15 »	Garçon	2	Aisés.
Vigneron.......	Id.	3 jours.	16 »	Id.		
Vigneron.......	Id.	5 jours.	26 »	Id.	2	Pauvres.
Vigneron	Id.	3 jours.	26 »	Id.		
Vigneronne	Id.	4 jours.	16 »	Mariée.	1	Pauvre.
Vigneron	Id.	3 jours.	20 »	Marié.	1	Id.
Vigneronne	Id.	3 jours.	20 »	Mariée.	1	Id.
Vigneronne	Id.	4 jours.	20 »	Id.	1	Peu aisée.
Vigneronne	Id.	3 jours.	21 »	Id.	1	Aisée.
Vigneronne	Id.	2 jours.	19 »	Id.	1	Pauvre.
Vigneronne	Id.	4 jours.	14 »	Id.	1	Peu aisée.
Vigneron.	Id.	6 jours.	24 »	Marié.	1	Peu aisé.
Vigneron	Id.	5 jours.	23 »	Id.	1	Pauvre.
Vigneron	Id.	3 jours.	16 »	Garçon	1	Aisé.
Vigneron.......	Id.	2 jours.	17 »	Marié.	1	Id.
Vigneronne	Id.	3 jours.	18 »	Mariée.	1	Aisée.
Tisserand......	Id.	4 jours.	16 »	Marié.	3	Peu aisés.
Clerc de notaire.	Choléra.	16 jours.	13 »	Garçon		
Sans profession.	Id.	14 jours.	14 »	Mariée.		

Nos D'ORDRE.	NOMS.	PRÉNOMS.	SEXE.	AGE.
30	VIEILLET, femme BERGERET.	Françoise......	Féminin.	46 ans.
31	BOURGEOIS, fem. VARICHON.	Antoinette......	Id.	46 ans.
32	TERNAN..................	Pierre..........	Masculin.	12 ans.
33	BUZON, fem. POISSONNIER..	Thérèse........	Féminin.	30 ans.
34	COUTET..................	Jean-François..	Masculin.	32 ans.
35	SARLOUT................	Pierre.........	Id.	40 ans.
36	LARUE....................	Ambroise.......	Id.	58 ans.
37	BAUGER..................	Joseph........	Id.	30 ans.
38	LÉLUT....................	Auguste........	Id.	28 ans.
39	MASSON..................	Nicolas........	Id.	65 ans.
40	Femme MASSON............	Pierrette.......	Féminin.	50 ans.
41	ANDRÉ....................	Françoise.......	Id.	63 ans.
42	Femme MARQUET..........	Marguerite.....	Id.	40 ans.
43	MARQUET................	Marie..........	Id.	14 ans.
44	CHEVROLET..............	Thérèse........	Id.	16 ans.
45	CHEVROLET..............	Jeanne........	Id.	23 ans.
46	CHEVROLET..............	Marianne.......	Id.	10 ans.
47	CHEVROLET..............	Pierrin.........	Masculin.	8 ans.
48	VAUTRAVERT..............	Françoise......	Féminin.	65 ans.
49	VIOLET..................	Pierre.........	Masculin.	15 ans.
50	BOUCHARD................	Joseph.........	Id.	2 mois.
51	Femme DARD.............	Véronique......	Féminin.	42 ans.
52	DARD.....................	Louis..........	Masculin.	75 ans.
53	MARQUET................	N.............	Féminin.	45 ans.
54	VIEILLET................	Étienne........	Masculin.	46 ans.
55	Femme VIEILLET..........	N.............	Féminin.	50 ans.
56	VIEILLET................	Joséphine......	Id.	25 ans.
57	VIEILLET................	Louis..........	Masculin.	33 ans.
58	VIEILLET................	Simon..........	Id.	66 ans.
59	Femme LIÈVRE............	Marguerite.....	Féminin.	48 ans.
60	BRULARD................	François.......	Masculin.	69 ans.
61	ROBERT..................	Annette	Féminin.	15 ans.
62	ROBERT..................	Charlotte......	Id.	56 ans.
63	MARQUET................	Claude-Louis...	Masculin.	24 ans.
64	MARQUET................	Antoinette.....	Féminin.	21 ans.
65	VAULOT..................	Nicolas........	Masculin.	25 ans.
66	LAMBEUF................	Cyrille.........	Id.	10 ans.
67	LAMBEUF................	Apolline.......	Féminin.	4 ans.
68	ROBERT..................	Jean...........	Masculin.	55 ans.
69	TERNAN..................	Barbe.........	Féminin.	13 ans.
70	MOINE....................	Antoine........	Masculin.	40 ans.
71	MÉRY.....................	Nicolas........	Id.	39 ans.
72	MÉRY.....................	Louis..........	Id.	19 ans.

PROFESSION.	DEGRÉ d'intensité de la maladie.	DURÉE de la maladie.	DATE de l'invasion.	ÉTAT CIVIL.	NOMBRE de malades par maison.	DEGRÉ D'AISANCE.
Vigneronne....	Cholérine.	5 jours.	22 août.	Mariée.	1	Pauvre.
Sans profession	Id.	3 jours.	19 »	Id.	1	Id.
Sans profession.	Id.	2 jours.	20 »	Garçon	1	Id.
Sans profession.	Id.	4 jours.	13 »	Mariée.	1	Aisée.
Vigneron.......	Id.	3 jours.	11 »	Marié.	1	Pauvre.
Cordonnier	Id.	4 jours.	19 »	Id.	1	Id.
Vigneron	Id.	5 jours.	24 »	Id.	1	Aisé.
Domestique....	Choléra.	30 jours.	2 »	Garçon	1	Pauvre.
Négociant	Id.	28 jours.	3 »	Id.	1	Très-aisé.
Manouvrier.....	Cholérine.	8 jours.	10 »	Marié.	2	Peu aisés.
Journalière....	Id.	3 jours.	30 »	Mariée.		
Journalière....	Id.	21 jours.	5 »	Fille.	1	Aisée.
Vigneronne.....	Id.	8 jours.	27 »	Mariée.	2	Aisées.
Vigneronne.....	Id.	3 jours.	28 »	Fille.		
Vigneronne	Id.	8 jours.	25 »	Id.	4	Aisés.
Vigneronne.....	Id.	7 jours.	27 »	Id.		
Sans profession.	Id.	2 jours.	12 »	Id.		
Sans profession.	Cholérine.	4 jours.	15 »	Garçon		
Vigneronne....	Id.	9 jours.	18 »	Mariée.	1	Aisée.
Vigneron.......	Diarrhée.	18 jours.	30 juill	Garçon	1	Aisé.
Sans profession.	Cholérine.	18 jours	10 août.	Id.	1	Id.
Vigneronne....	Id.	2 jours.	13 »	Mariée.	1	Id.
Vigneron	Diarrhée.	2 jours.	20 »	Marié.	1	Id.
Vigneronne....	Cholérine.	8 jours.	23 »	Mariée.	1	Pauvre.
Vigneron	Id.	15 jours.	17 »	Marié.	2	Pauvres.
Vigneronne	Diarrhée.	3 jours.	21 »	Mariée.		
Vigneronne.....	Cholérine.	4 jours.	19 »	Id.	2	Pauvres.
Vigneron.......	Id.	4 jours.	21 »	Id.		
Vigneron.......	Id.	8 jours.	24 »	Id.	1	Aisé.
Vigneronne	Choléra.	18 jours	8 »	Veuve.	1	Très-aisée
Vigneron......	Id.	15 jours.	19 »	Marié.	1	Aisé.
Vigneronne....	Cholérine.	14 jours.	4 »	Fille.	2	Très-aisées
Vigneronne....	Id.	3 jours.	1er »	Veuve.		
Vigneron......	Choléra.	15 jours.	17 »	Marié.	2	Pauvres
Vigneronne	Cholérine.	5 jours	20 »	Mariée.		
Vicaire........	Choléra.	10 jours.	12 »	Garçon	1	Très-aisé.
Sans profession	Id.	28 jours.	3 »	Id.	3	Peu aisés.
Sans profession.	Cholérine.	14 jours.	10 »	Fille.		
Vigneron......	Diarrhée.	3 jours.	14 »	Marié.		
Vigneronne.....	Id.	6 jours.	20 »	Fille.	1	Peu aisée.
Vigneron	Cholérine.	7 jours.	11 »	Marié.	1	Aisé.
Vigneron	Diarrhée.	2 jours.	17 »	Id.	2	Aisés.
Vigneron	Cholérine.	7 jours.	21 »	Garçon		

Nos D'ORDRE.	NOMS.	PRÉNOMS.	SEXE.	AGE.
73	BOURGEOIS	Catherine	Féminin.	72 ans.
74	POISSONNIER	Thérèse	Id.	30 ans.
75	POISSONNIER	Pierre	Masculin.	6 ans.
76	FAIVRE	Ambroise	Id.	65 ans.
77	COUTEL	Annette	Féminin.	12 ans.
78	COUTEL	Rose	Id.	35 ans.
79	MARQUET	Françoise	Id.	76 ans.
80	JOLLIOT	N	Masculin.	27 ans.
81	LAMBEUF	Hippolyte	Id.	10 ans.
82	URTARD	Pierre	Id.	79 ans.
83	URTARD	Geneviève	Féminin.	70 ans.
84	CHEVRILLOT	N	Id.	55 ans.
85	LAMBEUF	Jean-Claude	Masculin.	60 ans.
86	PERROT	Marie	Féminin.	4 ans.
87	VOULOT	Françoise	Id.	6 ans.
88	VIEILLET-COURTEL	N	Masculin.	31 ans.
89	FAIVRE	Henry	Id.	62 ans.
90	GARNIER	N	Id.	48 ans.
91	JARDELLE	Marguerite	Féminin.	45 ans.
92	CAZEAUX	Francisca	Féminin.	34 ans.
93	CAZEAUX	Anne	Id.	77 ans.
94	CAZEAUX	Benoît	Masculin.	56 ans.
95	FRANÇOIS	François	Id.	60 ans.
96	FRANÇOIS	N	Féminin.	56 ans.

TABLEAU V.

Nos D'ORDRE.	NOMS.	PRÉNOMS.	SEXE.	AGE.
1	MÉNÉTRIER	Marie	Féminin.	43 ans.
2	MICHAUD	Luc	Masculin.	42 ans.
3	MICHAUD	Marguerite	Féminin.	15 ans.
4	MICHAUD	Charles	Masculin.	11 ans.
5	LIÈVRE	Pierre	Id.	50 ans.
6	PICHOU	Barbe	Féminin.	53 ans.
7	SIMONIN	Claude	Masculin.	42 ans.
8	SIMONIN	Eulalie	Féminin.	16 ans.

PROFESSION.	DEGRÉ d'intensité de la maladie.	DURÉE de la maladie.	DATE de l'invasion.	ÉTAT CIVIL.	NOMBRE de malades par maison.	DEGRÉ D'AISANCE.
Vigneronne.....	Cholérine.	4 jours.	24 août.	Veuve.	1	Pauvre.
Vigneronne.....	Id.	6 jours.	20 »	Fille.	2	Aisés.
Sans profession.	Choléra.	7 jours.	»	Garçon		
Vigneron.......	Cholérine.	5 jours.	24 août.	Marié.	1	Aisé.
Sans profession.	Id.	3 jours.	20 »	Fille.	2	Pauvres.
Vigneronne.....	Id.	4 jours.	8 »	Mariée.		
Vigneronne.....	Id.	7 jours.	19 »	Veuve.	1	Pauvre.
Médecin.......	Id.	25 jours.	2 »	Garçon	1	Très-aisé.
Sans profession.	Id.	6 jours.	21 »	Id.	1	Id.
Vigneron.	Diarrhée.	5 jours.	23 »	Id.	2	Pauvres.
Vigneronne. ...	Id.	6 jours.	18 »	Mariée.		
Vigneronne	Cholérine.	10 jours	22 »	Id.	1	Aisée.
Vigneron	Diarrhée.	3 jours.	25 »	Marié.	1	Très-aisé.
Sans profession.	Cholérine.	4 jours.	30 »	Fille.	1	Id.
Sans profession.	Id.	5 jours.	28 »	Id.	1	Id.
Vigneron.......	Diarrhée.	4 jours.	17 »	Marié.	1	Pauvre.
Juge suppléant.	Id.	1 jour.	16 »	Id.	1	Très-aisé.
Juge de paix ..	Cholérine.	3 jours.	4 »	Id.	2	Très-aisés
Domestique....	Id.	5 jours.	20 »	Fille.		
Rentière.......	Choléra.	18 jours.	15 »	Id.	1	Très-aisée
Rentière.......	Cholérine.	14 jours.	12 »	Veuve.	2	Très-aisés
Rentier........	Diarrhée.	6 jours.	19 »	Garçon		
Vigneron	Choléra.	18 jours.	20 »	Marié.	2	Pauvres.
Vigneronne	Id.	12 jours.	22 »	Mariée.		

Rue de Champlitte et rue des Terreaux.

PROFESSION.	DEGRÉ d'intensité de la maladie.	DURÉE de la maladie.	DATE de l'invasion.	ÉTAT CIVIL.	NOMBRE de malades par maison.	DEGRÉ D'AISANCE
Sans profession.	Cholérine.	4 jours.	23 août.	Mariée	1	Pauvre.
Cultivateur	Choléra.	8 jours.	15 »	Marié..	3	Pauvres.
Sans profession.	Diarrhée.	2 jours.	19 »	Fille.		
Sans profession.	Cholérine.	6 jours.	15 »	Garçon		
Cultivateur. ...	Choléra.	12 jours.	17 »	Marié.	1	Aisé.
Cultivatrice....	Diarrhée.	3 jours.	17 »	Mariée.	1	Aisée.
Cordonnier	Choléra.	13 jours.	13 »	Marié.	2	Peu aisés.
Sans profession.	Cholérine.	7 jours.	9 »	Fille.		

Nos D'ORDRE.	NOMS.	PRÉNOMS.	SEXE.	AGE.
9	BOISSELET	Charles	Masculin.	62 ans.
10	VALET	Eulalie	Féminin.	21 ans
11	BEAUGÉ	Claude	Masculin.	35 ans.
12	PUTHOMME-BEAUGÉ	Marie	Féminin.	29 ans.
13	RENARD	Claude	Masculin.	42 ans.
14	CADOU-RENARD	Marguerite	Féminin.	38 ans.
15	RENARD	Charles	Masculin.	9 ans.
16	RENARD	Philomène	Féminin.	15 ans.
17	COIN	Jean-François	Masculin.	65 ans.
18	BONOTE	Claude	Id.	55 ans.
19	GRAND-JEAN	Françoise	Féminin.	50 ans.
20	CHEVROLET	Barbe	Id.	56 ans.
21	MARQUET	Louis	Masculin.	35 ans.
22	FOLOT	Claude	Id.	40 ans.
23	LAMBERT	Françoise	Féminin.	32 ans.
24	JACOUTOT	Ambroise	Masculin.	38 ans.
25	DUMONET	Louis	Id.	35 ans.
26	VALET	Anne-Claude	Féminin.	19 ans.
27	ROBLET	Camille	Masculin.	10 ans.
28	ROUSSEAU	Jacques	Id.	25 ans.
29	BERGERET	Xavier	Id.	54 ans.
30	MARQUET	Françoise	Féminin.	52 ans.
31	QUEGNOT	François	Masculin.	25 ans.
32	CAZEAUX	Prosper	Id.	58 ans.
33	VIELLET	Jean	Id.	56 ans.
34	VIELLET	Jacques	Id.	17 ans.
35	PERROT, femme FAIVRE	Françoise	Féminin.	49 ans
36	DEMEUZY	Anne	Id.	56 ans
37	MARQUET	Agathe	Id.	33 ans
38	FOLLOT	Élisabeth	Id.	9 ans
39	FOLLOT	Françoise	Id.	34 ans
40	ROUSSEAU	Pierre	Masculin.	64 ans
41	Femme ROUSSEAU	Jeanne	Féminin.	58 ans
42	CHAILLOT	Justin	Masculin.	14 ans
43	CHAILLOT	Pierrette	Féminin.	43 ans
44	VOISIN	Geneviève	Id.	66 ans
45	CHARRIÈRE	Clarisse	Id.	27 ans
46	CHARRIÈRE	Françoise	Id.	23 ans
47	BERTHIER	Charles	Masculin.	17 ans
48	BONOTTE	Claude	Masculin.	33 ans
49	ALBERT	Claude	Féminin.	33 ans
50	ALBERT	Marie	Féminin.	28 ans
51	POISSONNIER	Françoise	Id.	30 ans

PROFESSION.	DEGRÉ d'intensité de la maladie.	DURÉE de la maladie.	DATE de l'invasion.	ÉTAT CIVIL.	NOMBRE de malades par maison.	DEGRÉ D'AISANCE.
Cultivateur....	Cholérine.	4 jours.	13 août.	Marié.	1	Aisé.
Sans profession.	Choléra.	12 jours.	9 »	Fille.	1	Peu aisée.
Cultivateur.....	Diarrhée.	2 jours.	14 »	Marié.	1	Aisé.
Cultivatrice....	Id.	1 jour.	15 »	Mariée.	1	Aisée.
Cultivateur...	Cholérine.	8 jours.	10 »	Marié.	4	Peu aisés.
Cultivatrice....	Id.	3 jours.	12 »	Fille.		
Cultivateur....	Id.	7 jours.	11 »	Garçon		
Cultivatrice....	Id.	4 jours.	11 »	Fille.		
Vigneron......	Id.	5 jours.	23 »	Marié.	1	Aisé.
March. de fruits	Id.	7 jours.	25 »	Id.	1	Peu aisé.
Sans profession.	Choléra.	2 jours.	13 »	Mariée.	1	Pauvre.
Vigneronne	Diarrhée.	3 jours.	16 »	Id.	1	Aisée.
Vigneron......	Cholérine.	4 jours.	18 »	Marié.	1	Pauvre.
Cultivateur....	Id.	8 jours.	17 »	Id.	1	Aisé.
Cultivatrice....	Choléra.	2 jours.	20 »	Mariée.	1	Aisée.
Sans profession.	Diarrhée.	3 jours.	23 »	Garçon	1	Peu aisé.
Vigneron.....	Cholérine.	2 jours.	19 »	Marié.	1	Id.
Sans profession.	Id.	7 jours.	16 »	Fille.	1	Id.
Sans profession.	Id.	3 jours.	26 »	Garçon	1	Id.
Boucher.......	Id.	4 jours.	19 »	Marié.	1	Aisé.
Libraire.......	Choléra.	3 jours.	4 »	Id.	1	Id.
Vigneronne....	Choléra.	2 jours.	6 »	Mariée.	1	Pauvre
Domestique....	Diarrhée.	5 jours.	20 »	Garçon	1	Peu aisé.
Vigneron......	Cholérine.	3 jours.	27 »	Marié.	1	Pauvre.
Vigneron......	Id.	15 jours.	15 »	Id.	2	Peu aisés.
Vigneron......	Choléra.	9 jours.	20 »	Garçon		
Vigneronne....	Cholérine.	16 jours.	14 »	Mariée.	1	Aisée.
Vigneronne	Id.	9 jours.	10 »	Id.	1	Id.
Vigneronne...	Choléra.	10 jours.	20 »	Id.	1	Pauvre.
Sans profession.	Id.	5 jours.	15 »	Fille.	2	Peu aisées
Cultivatrice....	Id.	6 jours.	22 »	Mariée.		
Cultivateur....	Diarrhée.	4 jours.	12 »	Marié.	2	Aisés.
Cultivatrice....	Id.	3 jours.	18 »	Mariée.		
Vigneron......	Choléra.	20 jours.	10 »	Garçon	2	Pauvres.
Vigneronne....	Cholérine.	3 jours.	11 »	Veuve.		
Journalière...	Choléra	23 jours.	7 »	Fille.	1	Peu aisée.
Blanchisseuse..	Diarrhée.	4 jours.	21 »	Id.	2	Peu aisées
Blanchisseuse..	Id.	3 jours.	18 »	Id.		
Cultivateur....	Choléra.	8 jours.	4 »	Garçon	1	Aisé.
Vigneronne....	Id.	8 jours.	9 »	Mariée.	1	Pauvre.
Vigneron	Cholérine.	4 jours.	15 »	Marié.	2	Aisés.
Vigneronne. ..	Id.	2 jours.	29 »	Fille.		
Vigneronne...	Choléra.	8 jours.	2 »	Mariée.	1	Aisée.

Nos D'ORDRE.	NOMS.	PRÉNOMS.	SEXE.	AGE.
52	Veuve POISSONNIER.......	Barbe.........	Féminin.	56 ans.
53	COIN.....................	Bonaventure...	Masculin.	37 ans.
54	COIN.....................	Marie..........	Féminin.	3 ans.
55	LAMY.....................	Jean..........	Masculin.	34 ans.
56	COIN.....................	Ambroise......	Id.	32 ans.
57	ROUGE....................	François......	Id.	41 ans.
58	ROUGE....................	Marguerite.....	Féminin.	15 ans.
59	FOLLOT...................	Marc..........	Masculin.	52 ans.
60	Femme FOLLOT............	Claudine.......	Féminin.	68 ans.
61	CORDIER..................	François.......	Masculin.	32 ans.
62	SIMONNIN.................	Marie..........	Féminin.	5 ans.
63	COIN.....................	Victoire.......	Id.	42 ans.
64	Femme LIÈVRE............	Barbe.........	Id.	54 ans.
65	GAVILLOT.................	Anne..........	Id.	45 ans.
66	GODARD...................	Marie.........	Id.	45 ans.
67	Femme MICHAUD...........	Marie.........	Id.	38 ans.
68	ROUARD...................	Pierre..........	Masculin.	6 ans.
69	Veuve FREIN..............	Anne..........	Féminin.	30 ans.
70	SCHLOOP..................	François.......	Masculin.	40 ans.
71	Femme BOISSELET.........	Louise.........	Féminin.	62 ans.
72	Femme BRACONNIER.......	Anne..........	Id.	63 ans.
73	PICHOU...................	Marie.........	Id.	40 ans.
74	BARRÉ....................	Pierre.........	Masculin	76 ans.
75	CHEVALET.................	Pierre.........	Id.	34 ans.
76	MARQUET..................	François.......	Id.	62 ans.
77	MARQUET..................	Joseph.........	Id.	15 ans.
78	HUMBERT..................	Marguerite.....	Féminin.	35 ans.
79	Femme HUMBERT..........	Marguerite.....	Id.	27 ans.
80	BRAUD....................	Françoise......	Id.	61 ans.
81	POISSONNIER.............	François.......	Masculin.	53 ans.
82	Femme POISSONNIER......	Anne..........	Féminin.	49 ans.
83	GUEY.....................	Louise.........	Id.	37 ans.
84	BROCCARD.................	Baptiste......	Id.	17 ans.
85	BROCCARD.................	Charles........	Masculin	45 ans.
86	BROCCARD.................	Marie..........	Féminin.	24 ans.
87	BROCCARD.................	Françoise......	Id.	4 ans.
88	LOUISOT..................	Pierre.........	Masculin.	36 ans.
89	ROBELET..................	Claude........	Id.	46 ans.
90	MICHAUD..................	Pierre.........	Id.	46 ans.

PROFESSION.	DEGRÉ d'intensité de la maladie.	DURÉE de la maladie.	DATE de l'invasion.	ÉTAT CIVIL.	NOMBRE de malades par maison.	DEGRÉ D'AISANCE.
Vigneronne....	Choléra.	29 jours.	3 août.	Veuve.	1	Aisée.
Cultivateur....	Choléra.	2 jours.	28 »	Marié.	2	Pauvres.
Sans profession.	Cholérine.	8 jours.	17 »	Fille.		
Cordonnier....	Diarrhée.	3 jours.	17 »	Marié.	1	Peu aisé.
Cultivateur....	Cholérine.	2 jours.	3 »	Marié.	1	Aisée.
Vigneron......	Id.	6 jours.	17 »	Marié.	2	Pauvres.
Vigneronne....	Diarrhée.	8 jours.	18 »	Fille.		
Cordonnier	Choléra.	13 jours.	28 »	Marié.	2	Aisés.
Cordonnière...	Id.	10 jours.	30 »	Mariée.		
Tisserand.....	Cholérine.	8 jours.	6 »	Marié.	1	Peu aisé.
Sans profession.	Diarrhée.	5 jours.	10 »	Fille.	1	Aisée.
Ménagère......	Cholérine.	10 jours.	5 »	Mariée.	1	Peu aisée.
Cultivatrice ...	Id.	8 jours.	24 »	Mariée.	1	Id.
Vigneronne....	Diarrhée.	4 jours.	27 »	Mariée.	1	Pauvre.
Vigneronne...	Cholérine.	7 jours.	25 »	Mariée	1	Id.
Cultivatrice....	Choléra.	15 jours.	9 »	Mariée.	1	Peu aisée.
Sans profession.	Cholérine.	4 jours.	5 »	Garçon	1	Id.
Cultivatrice....	Diarrhée.	5 jours.	16 »	Veuve.	1	Pauvre.
Tisserand......	Choléra.	17 jours.	1er »	Marié.	1	Peu aisé.
Cultivatrice ...	Diarrhée.	3 jours.	16 »	Mariée.	1	Aisée.
Voiturière.....	Id.	3 jours.	18 »	Mariée.	1	Peu aisée.
Entrepreneuse.	Cholérine.	8 jours.	12 »	Mariée.	1	Id.
Rempailleur...	Id.	5 jours.	21 »	Marié.	1	Id.
Vigneron......	Diarrhée.	2 jours.	7 »	Marié.	1	Id.
Vigneron......	Cholérine.	19 jours.	2 »	Marié.	2	Pauvres.
Vigneron	Id.	11 jours.	20 »	Garçon		
Factrice.......	Diarrhée.	8 jours	22 »	Mariée.	2	Aisées.
Couturière.....	Id.	7 jours.	17 »	Mariée.		
Vigneronne....	Choléra.	8 jours.	8 »	Mariée	1	Id.
Vigneron......	Cholérine.	9 jours.	2 »	Marié.	2	Aisés.
Vigneronne....	Id.	7 jours.	10 »	Mariée.		
Vigneronne....	Choléra.	8 jours.	16 »	Mariée.		Aisée.
Sans profession.	Cholérine.	8 jours.	29 juill.	Fille.	4	Peu aisés.
Menuisier	Id.	8 jours.	13 août	Marié.		
Ménagère......	Id.	5 jours.	22 »	Fille.		
Sans profession.	Id.	3 jours.	26 »	Fille.		
Rentier	Id.	6 jours.	29 »	Marié.	1	Aisé.
Marchand	Choléra.	2 jours.	6 »	Marié.	1	Id.
Vigneron......	Cholérine.	7 jours.	31 »	Marié.	1	Pauvre.

TABLEAU VI.

Nos D'ORDRE.	NOMS.	PRÉNOMS.	SEXE.	AGE.
1	BRULARD, femme ROY.....	N.............	Féminin.	55 ans.
2	ROY......................	Jean-Claude....	Masculin.	58 ans.
3	ROY......................	Mélanie........	Féminin.	25 ans.
4	LAVALLÉ.................	Frédéric.......	Masculin.	51 ans.
5	DARDOT..................	Jean-Claude....	Id.	48 ans.
6	VERNIER.................	Marguerite.....	Féminin.	44 ans.
7	GULLARD.................	Marguerite.....	Id.	60 ans.
8	CAZEAU..................	Cisca..........	Id.	40 ans.
9	PERROT, femme VIEILLET..	Anne-Pierre....	Id.	45 ans.
10	CHEVILLOT...............	Louise.........	Id.	54 ans.
11	MASSON..................	Thiébaut......	Masculin.	42 ans.
12	VIEILLET................	Charles-Simon..	Id.	42 ans.
13	FAIVRE..................	Claude........	Id.	27 ans.
14	JUSTER..................	Louise.........	Féminin.	35 ans.
15	Veuve GUENON............	Marthe........	Id.	47 ans.
16	ROY.....................	Thérèse.......	Id.	53 ans.
17	ROY.....................	Joséphine......	Id.	12 ans.
18	ROY.....................	Jean...........	Masculin.	53 ans.
19	THOMAS..................	Antoine........	Id.	30 ans.
20	THOMAS..................	Mélanie........	Féminin.	25 ans.
21	VOISIN..................	Louise.........	Id.	23 ans.
22	URTARD..................	Jean...........	Masculin.	42 ans.
23	POIREY..................	Marguerite.....	Féminin.	76 ans.
24	MARQUET.................	Jules..........	Masculin.	25 ans.
25	BAILLY..................	Marie..........	Féminin.	28 ans.
26	LAVALLÉE................	Frédéric.......	Masculin.	55 ans.
27	LAVALLÉE................	Nonotte.......	Féminin.	50 ans.
28	VIEILLET................	Henri..........	Masculin.	31 ans.
29	VIEILLET................	Françoise......	Féminin.	19 ans.
30	VIARD...................	Barbe..........	Id.	13 ans.
31	ALIX....................	Marguerite.....	Id.	56 ans.
32	DEBAUCHEY...............	Louise.........	Id.	42 ans.
33	DARDO...................	Claude........	Masculin.	50 ans.
34	DARDO...................	Joseph.........	Id.	74 ans.
35	BOLOT...................	Francis.......	Id.	43 ans.
36	MARQUET.................	Marie..........	Féminin.	40 ans.
37	MICHAUD.................	Marie..........	Id.	20 ans.
38	Veuve GUILLAUME.........	Marguerite.....	Id.	58 ans.
39	SERJENTET...............	Agathe........	Féminin.	55 ans.
40	VIEILLET................	Pierre.........	Masculin.	48 ans.
41	VIEILLET................	Antoinette.....	Féminin.	44 ans.

Rue du Grand-Mont et ruelle du Conroy.

PROFESSION.	DEGRÉ d'intensité de la maladie.	DURÉE de la maladie.	DATE de l'invasion.	ÉTAT CIVIL.	NOMBRE de malades par maison.	DEGRÉ D'AISANCE.
Marchande.....	Diarrhée.	3 jours.	21 août.	Mariée.		
Marchand......	Cholérine.	4 jours.	11 »	Marié.	3	Aisés.
Sans profession.	Diarrhée.	3 jours.	26 »	Mariée.		
Rémouleur.....	Cholérine.	8 jours.	2 »	Marié.	1	Peu aisé.
Vigneron.......	Id.	3 jours.	4 »	Garçon	1	Id.
Domestique....	Id.	4 jours.	5 »	Fille.	1	Peu aisée.
Vigneronne.....	Id.	3 jours.	23 »	Mariée.	1	Aisée.
Sans profession.	Id.	4 jours.	6 »	Fille.	1	Id.
Vigneronne.....	Id.	3 jours.	7 »	Mariée.	1	Id.
Vigneronne.....	Id.	4 jours.	21 »	Id.	1	Id.
Vigneron......	Diarrhée.	2 jours.	19 »	Marié.	1	Pauvre.
Vigneron......	Cholérine.	5 jours.	24 »	Id.	1	Id.
Vigneron......	Id.	3 jours	24 »	Id.	1	Id.
Blanchisseuse..	Id.	4 jours.	25 »	Fille.	1	Peu aisée.
Marchande....	Id.	8 jours.	23 »	Veuve.	1	Aisée.
Marchande.....	Choléra.	10 jours.	20 »	Mariée.		
Marchande.....	Diarrhée.	1 jour.	27 »	Fille.	3	Aisés.
Marchand......	Cholérine.	3 jours.	30 »	Marié.		
Tail. de pierres.	Id.	3 jours.	15 »	Id.	2	Peu aisés.
Couturière.....	Id.	5 jours.	17 »	Mariée.		
Bouchère......	Id.	10 jours.	10 »	Fille.	1	Peu aisée.
Cordonnier....	Id.	7 jours.	2 »	Marié.	1	Peu aisé.
Vigneronne....	Id.	2 jours.	31 »	Mariée.	1	Pauvre.
Boulanger.....	Id.	3 jours.	26 »	Marié.	1	Aisé.
Couturière.....	Diarrhée.	2 jours.	9 »	Fille.	1	Peu aisée.
Coutelier......	Cholérine.	5 jours.	10 »	Marié.	2	Aisés.
Couturière.....	Id.	8 jours.	12 »	Mariée.		
Menuisier......	Id.	10 jours.	9 »	Marié.	2	Peu aisés.
Couturière.....	Id.	15 jours.	12 »	Mariée.		
Couturière.....	Id.	6 jours	11 »	Fille.	1	Aisée.
Couturière.....	Choléra.	21 jours.	8 »	Mariée.	1	Id.
Vigneronne....	Id.	31 jours.	1er »	Id.	1	Id.
Vigneron......	Cholérine.	7 jours	8 »	Garçon	1	Aisé.
Vigneron......	Id.	2 jours	24 »	Marié.	1	Très-aisé.
Propriétaire....	Id.	4 jours	18 »	Garçon	1	Id.
Domestique....	Id.	10 jours.	6 »	Fille.	1	Peu aisée.
Tricoteuse.....	Id.	2 jours.	8 »	Fille.	1	Id.
Vigneronne....	Choléra.	10 jours.	23 »	Veuve.	1	Id.
Vigneronne....	Id.	11 jours.	8 »	Mariée.		
Vigneron......	Cholérine.	4 jours	18 »	Marié.	3	Pauvres.
Vigneronne....	Diarrhée.	3 jours	10 »	Fille.		

Nos D'ORDRE.	NOMS.	PRÉNOMS.	SEXE.	AGE.
42	VIEILLET	Jeanne	Féminin.	20 ans.
43	VIEILLET	Anne-Claude	Id.	46 ans.
44	VIEILLET	Suzanne	Id.	11 ans.
45	ROZIER	Françoise	Id.	47 ans.
46	BUZON	Adine	Id.	16 ans.
47	BUZON	Louis	Masculin.	2 ans.
48	COUTURIER	François	Id.	60 ans.
49	GUILLARD	Françoise	Féminin.	52 ans.
50	MARQUET	Ferdinand	Masculin.	35 ans
51	MARQUET	Marguerite	Féminin.	32 ans.
52	JUSTER	Jean	Masculin.	62 ans.
53	JUSTER	Louise	Féminin.	38 ans.
54	TERNAN	Pierre	Masculin.	56 ans.
55	FAIVRE	Claude	Id.	26 ans.
56	FAIVRE	Jeanne	Féminin.	33 ans.
57	MIQUERET	Anne	Id.	45 ans.
58	Veuve MASSON	Barbe	Id.	55 ans.
59	VIEILLET	Charles	Masculin.	36 ans.

TABLEAU VII.

Nos D'ORDRE.	NOMS.	PRÉNOMS.	SEXE.	AGE.
1	QUIVOGNE	Pierre	Masculin.	38 ans.
2	DENAUX	Justine	Féminin.	55 ans.
3	NEVEUX	Joseph	Masculin.	55 ans.
4	HURTARD	Louis	Id.	45 ans.
5	CLUNY	Antide	Id.	40 ans.
6	TERNAN	Antoinette	Féminin.	42 ans.
7	AUBRY	Philibert	Masculin.	37 ans.
8	DROUARD	Barthélemy	Id.	46 ans.
9	ROUGE	Françoise	Féminin.	42 ans.
10	VOULOT	Joseph	Masculin.	23 ans.
11	JOUCHOUX	Pierre	Id.	54 ans.
12	ROUGE	Joseph	Id.	69 ans.
13	SAVOYE	Pierre	Id.	37 ans.
14	ROBERT	Anne	Féminin.	35 ans.

PROFESSION.	DEGRÉ d'intensité de la maladie.	DURÉE de la maladie.	DATE de l'invasion.	ÉTAT CIVIL.	NOMBRE de malades par maison.	DEGRÉ D'AISANCE.
Couturière.....	Diarrhée.	2 jours.	13 août.	Mariée.	2	Peu aisées
Vigneronne.....	Id.	3 jours.	29 »	Fille.		
Sans profession.	Cholérine.	8 jours.	12 »	Id.	1	Id.
Vigneronne.....	Id.	6 jours.	23 »	Id.	1	Id.
Sans profession.	Choléra.	10 jours.	10 »	Fille.	2	Aisés.
Sans profession.	Cholérine.	5 jours.	20 »	Garçon		
March. de fruits.	Id.	8 jours.	15 »	Marié.	1	Aisé.
Vigneronne.....	Choléra.	15 jours.	1er »	Mariée.	1	Aisée.
Vigneron.......	Cholérine.	4 jours.	21 »	Marié.	2	Très-aisés
Vigneronne.....	Id.	5 jours.	19 »	Mariée.		
Plâtrier........	Id.	2 jours.	8 »	Marié.	2	Peu aisés.
Blanchisseuse..	Diarrhée.	2 jours.	13 »	Fille.		
Vigneron.	Choléra.	10 jours.	19 »	Marié.	1	Aisé.
Vigneron......	Cholérine.	10 jours.	2 »	Id.	2	Pauvres.
Vigneronne	Id.	8 jours.	25 »	Mariée.		
Vigneronne. ...	Id.	8 jours.	9 »	Id.	1	Aisée.
Vigneronne	Id.	5 jours.	10 »	Veuve.	1	Pauvre.
Vigneron......	Id.	3 jours.	29 »	Garçon	1	Peu aisé.

RUE DES BIEFS.

PROFESSION.	DEGRÉ d'intensité de la maladie.	DURÉE de la maladie.	DATE de l'invasion.	ÉTAT CIVIL.	NOMBRE de malades par maison.	DEGRÉ D'AISANCE
Voiturier......	Diarrhée.	2 jours.	7 août.	Marié.	1	Peu aisé.
Sans profession.	Id.	1 jour.	12 »	Mariée.	1	Pauvre.
Charpentier....	Cholérine.	4 jours.	10 »	Marié.	1	Peu aisé.
Cordonnier	Id.	3 jours.	16 »	Id.	1	Aisé.
Sans profession.	Id.	7 jours.	17 »	Id.	1	Pauvre.
Sans profession.	Diarrhée.	2 jours.	13 »	Mariée.	1	Aisée.
Tailleur de limes	Cholérine.	8 jours.	16 »	Marié.	1	Aisé.
Tanneur.......	Id.	4 jours.	18 »	Id.	1	Peu aisé.
Vigneronne.....	Id.	4 jours.	13 »	Mariée.	1	Peu aisée
Serrurier......	Id.	5 jours.	15 »	Garçon	1	Peu aisé.
Vigneron......	Id.	3 jours.	14 »	Marié.	1	Id.
Vigneron	Id.	3 jours.	11 »	Id.	1	Pauvre.
Vigneron	Id.	4 jours.	19 »	Id.	1	Id.
Vigneronne	Diarrhée.	2 jours.	20 »	Fille.	1	Id.

Nos D'ORDRE.	NOMS.	PRÉNOMS.	SEXE	AGE.
15	COLLIER	Françoise	Féminin.	30 ans.
16	BOURNEAUX	Jean	Masculin.	52 ans.
17	Femme BOURNEAUX	Anne	Féminin.	62 ans.
18	PRÉGALDINY	Philippe	Masculin.	20 ans.
19	MARÉCHAL	Annette	Féminin.	40 ans.
20	CHARME	Charles	Masculin.	46 ans.
21	CHARME	Joséphine	Féminin.	48 ans.
22	Femme QUIVOGNE	Louise	Id.	36 ans.
23	CARTERON.	Jeanne	Id.	61 ans.
24	HEURTARD	Antide	Masculin.	38 ans.
25	PÉGARD	Joseph	Id.	75 ans.
26	AUBRY	Ernest	Id.	11 ans.
27	AUBRY	Joseph	Id.	6 ans.
28	AUBRY	Annette	Féminin.	13 ans.
29	DROUARD	Antoinette	Id.	40 ans.
30	DROUARD	Barthélemy	Masculin.	46 ans.
31	Femme VOULOT	Françoise	Féminin.	40 ans.
32	BRULARD	Anne	Id.	34 ans.
33	BRULARD	Alexis	Masculin.	44 ans.
34	BRULARD	Thérèse	Féminin.	11 ans.
35	Femme VIARD	N	Id.	60 ans.
36	DEBAUCHÉ	Annette	Id.	33 ans.
37	MARQUET	Louis	Masculin	15 ans.
38	GAVILLET	Joseph	Id.	39 ans.

TABLEAU VIII.

Nos D'ORDRE.	NOMS.	PRÉNOMS.	SEXE.	AGE.
1	GAVILLET	François	Masculin.	48 ans.
2	TIBAULOT	Joseph	Id.	20 ans.
3	MAILLOT	Jean	Id.	44 ans.
4	MATHEY	Claude	Id.	30 ans.
5	ROY	Pierre	Id.	28 ans.
6	GOUVERNEUR	Barthélemy	Id.	36 ans.
7	BERNIÈRE	Eugène	Id.	17 ans.
8	DEZONDRE	Étienne	Id.	18 ans.

PROFESSION.	DEGRÉ d'intensité de la maladie.	DURÉE de la maladie.	DATE de l'invasion.	ÉTAT CIVIL.	NOMBRE de malades par maison.	DEGRÉ D'AISANCE.
Lingère	Choléra.	14 jours.	18 août.	Mariée.	1	Peu aisée.
Maçon	Cholérine.	3 jours.	1er »	Garçon	2	Aisés.
Cuisinière	Id.	8 jours.	22 »	Mariée.		
Boulanger......	Id.	4 jours.	10 »	Garçon	1	Aisé.
Rentière	Diarrhée.	15 jours.	14 »	Mariée.	1	Très-aisée
Greffier........	Id.	1 jour.	21 »	Marié.	1	Très-aisé.
Rentière.......	Id.	16 jours.	14 »	Mariée.	1	Très-aisée
Voiturière	Choléra.	19 jours.	2 »	Id.	1	Peu aisée.
Couturière......	Cholérine.	10 jours.	16 »	Id.	1	Id.
Cordonnier	Id.	30 jours.	1er »	Marié.	1	Peu aisé.
Vigneron.......	Diarrhée.	8 jours.	22 »	Id.	1	Id.
Sans profession.	Id.	15 jours.	8 »	Garçon	3	Pauvres.
Sans profession.	Choléra.	14 jours.	12 »	Id.		
Sans profession.	Cholérine.	2 jours.	30 »	Fille.		
Tanneur	Id.	25 jours.	7 »	Id.	1	Aisée.
Tanneur	Id.	2 jours.	20 »	Garçon	1	Aisé.
Vigneronne....	Choléra.	10 jours.	22 »	Fille.	1	Aisée.
Fournière......	Id.	22 jours.	6 »	Mariée.	3	Aisés.
Fournier......	Cholérine.	4 jours.	17 »	Garçon		
Fournière......	Choléra.	20 jours.	9 »	Fille.		
Vigneronne....	Diarrhée.	3 jours.	25 »	Mariée.	1	Aisée.
Vigneronne....	Id.	4 jours.	15 »	Fille.	1	Pauvre.
Vigneron......	Choléra.	12 jours.	20 »	Garçon	1	Aisé.
Vigneron......	Cholérine et suette.	4 jours.	16 »	Marié.	1	Id.

HOPITAL DE GY.

PROFESSION.	DEGRÉ d'intensité de la maladie.	DURÉE de la maladie.	DATE de l'invasion.	ÉTAT CIVIL.	DEGRE D'AISANCE.	OBSERVATIONS
Vigneron......	Choléra.	18 jours.	15 août.	Marié.	Pauvre.	Fièvre typhoïde consécutive.
Journalier.....	Id.	20 jours.	16 »	Garçon	Id.	Id., bronchite.
Journalier.....	Id.	16 jours.	7 »	Marié.	Id.	
Perruquier	Id.	17 jours.	16 »	Garçon	Peu aisé.	
Chaudronnier..	Id.	9 jours.	20 »	Id.	Id.	
Scieur de long.	Id.	13 jours.	18 »	Id.	Pauvre.	
Infirmier......	Id.	18 jours.	3 »	Id.	Id.	
Scieur de long.	Cholérine.	6 jours.	15 »	Id.	Id.	

Nos D'ORDRE.	NOMS.	PRÉNOMS.	SEXE.	AGE.
9	TIBAULOT................	Baptiste	Masculin.	13 ans.
10	TIBAULOT................	Etienne........	Id.	8 ans.
11	MASSON..................	Claude.........	Id.	17 ans.
12	MOUGINOT................	N...........	Id.	30 ans.
13	GAUTHIER	Nicolas	Id.	18 ans.
14	AUDEBEY.................	Jean-Baptiste...	Id.	9 ans.
15	Veuve COLLIER...........	Françoise......	Féminin.	54 ans.
16	MAILLOT.................	Anne..........	Id.	19 ans.
17	GUYOT...................	Marie.........	Id.	15 ans
18	GUYOT...................	Claudine	Id.	42 ans.
19	TERRIER.................	Françoise......	Id.	26 ans.
20	Veuve PRUNEAUX..........	Marie..........	Id.	37 ans.
21	Veuve MEULIN............	Thérèse	Id.	63 ans.
22	Veuve TIBELET...........	Jeanne.........	Id.	33 ans.
23	Femme LHOTTE............	Françoise......	Id.	23 ans.
24	COLLOT, veuve NARDIN.....	Antoinette.....	Id.	28 ans.
25	MATICE..................	Catherine......	Id.	23 ans.
26	BOISSON.................	Jeanne-Claude .	Id.	27 ans.
27	BOISSON	Annette........	Id.	17 ans.
28	TIBELET.................	Virgile	Masculin.	4 ans.
29	NEVEU	Louis	Id.	19 ans.
30	PERROT..................	Louis.........	Id.	39 ans.
31	Femme PERROT............	Antoinette.....	Féminin.	36 ans.
32	CAMPENET	Antoine	Masculin.	19 ans.
33	MATHEY	Louis	Id.	3 ans.
34	BERNIÈRE................	Eugène........	Id.	17 ans.
35	LOTTE	Charles........	Id.	34 ans.
36	CAMPENET................	Philippe.......	Id.	8 ans.
37	CHAMPON (sœur Herman)...	Delphine.......	Féminin.	20 ans.
38	JEANNIN (sœur Damien).....	Aimée.........	Id.	53 ans.
39	BAUDOT (sœur Omer)	Josephte.......	Id.	21 ans.
40	VARIN (sœur Albine)........	Louise	Id.	26 ans.

PROFESSION.	DEGRÉ d'intensité de la maladie.	DURÉE de la maladie.	DATE de l'invasion.	ETAT CIVIL.	DEGRÉ D'AISANCE.	OBSERVATIONS
Sans profession.	Choléra.	9 jours.	12 août.	Garçon	Pauvre.	Fièvre typhoïde consécutive.
Sans profession.	Id.	13 jours.	15 »	Id.	Id.	
Infirmier......	Id.	6 jours.	8 »	Id.	Id.	
Bourrelier.....	Id.	9 jours.	14 »	Marié.	Aisé.	
Farinier.......	Id.	12 jours.	17 »	Garçon	Peu aisé.	
Sans profession.	Id.	15 jours.	10 »	Id.	Pauvre.	
Vigneronne....	Id.	11 jours.	12 »	Veuve.	Id.	
Domestique....	Id.	14 jours.	16 »	Fille.	Id.	Accidents typhoïdes consécutifs.
Journalière....	Id.	18 jours.	16 »	Id.	Id.	Etat typhoïde consécutif. Accidents cérébraux.
Journalière....	Id.	10 jours.	16 »	Id.	Id.	
Journalière....	Id.	9 jours.	16 »	Id.	Id.	
Journalière....	Id.	13 jours.	15 »	Veuve.	Id.	
Ménagère......	Id.	10 jours.	16 »	Id.	Peu aisée.	Fièvre typhoïde consécutive.
Ménagère	Id.	20 jours.	21 »	Id.	Id.	Id.
Journalière....	Id.	14 jours.	10 »	Mariée.	Pauvre.	Grossesse.
Infirmière.....	Cholérine.	2 jours.	20 »	Veuve.	Id.	
Infirmière.....	Diarrhée.	3 jours.	30 »	Fille.	Id.	
Domestique....	Cholérine.	6 jours.	15 »	Id.	Id.	
Infirmière.....	Id.	4 jours.	17 »	Id.	Id.	
Sans profession.	Diarrhée.	2 jours.	27 »	Garçon	Id.	
Infirmier......	Id.	3 jours.	16 »	Id.	Id.	
Vigneron......	Choléra.	17 jours.	17 »	Marié.	Peu aisé.	
Journalière....	Id.	18 jours.	14 »	Mariée.	Pauvre.	Accouchée d'un enfant mort-né à 8 mois de grossesse.
Tuilier........	Cholérine.	10 jours.	21 »	Garçon	Peu aisé.	
Sans profession.	Diarrhée.	2 jours.	30 »	Id.	Pauvre.	
Manouvrier	Choléra.	4 jours.	17 »	Id.	Id.	
Infirmier......	Cholérine.	7 jours.	12 »	Marié.	Id.	
Sans profession.	Diarrhée.	2 jours.	25 »	Garçon	Id.	
Religieuse.....	Choléra.	18 jours.	12 »	Fille.	Aisée.	
Religieuse.....	Cholérine.	4 jours.	7 »	Id.	Id.	
Religieuse....	Id.	5 jours.	18 »	Id.	Id.	
Religieuse.....	Id.	3 jours.	26 »	Id.	Id.	

DEUXIÈME

Tableau des cas de choléra et des décès occasionnés par cette maladie, qui ont eu lieu de Gy, avec indication des noms, prénoms, sexes, âges, professions, état civil, degr leur domicile et les époques ou jours auxquels chacun d'entre eux a succombé.

Nos D'ORDRE.	NOMS.	PRÉNOMS.	SEXE.	AGE.
1	ZCHNACHER..............	Joseph.........	Masculin.	53 ans.
2	DAREY....................	Anne-Claude...	Féminin.	52 ans.
3	BOUILLOT.................	Louis-Victor....	Masculin.	11 ans.
4	NOIR......................	Claude........	Id.	2 mois
5	VIEILLET....	Marguerite.....	Féminin.	20 ans.
6	CHARME..................	Charles-Antoine	Masculin.	70 ans.
7	DEVIGNE, veuve GOUSSET..	Élisabeth......	Féminin.	75 ans.
8	POIREY...................	Françoise.... .	Id.	41 ans.
9	POISSONNIER............	Françoise......	Id.	55 ans.
10	BONTEMPS	Thérèse........	Id.	78 ans.
11	JACOUTOT................	Marie..........	Id.	20 ans.
12	CHALMIN..................	Jeanne-Antoine.	Id.	22 ans.
13	MICHAUD..................	Antoinette.....	Id.	43 ans.
14	LAMOTTE.................	François.......	Masculin.	36 ans.
15	VIEILLET.......	Pierre.........	Id.	27 ans.
16	LAMOTTE..................	Françoise......	Féminin.	5 mois
17	GUILLEMET...............	Françoise......	Id.	65 ans.
18	MARÉCHAL........	Antoine........	Masculin	55 ans.
19	BOUCHEY..................	Nicolas........	Id.	6 ans.
20	PICOT.....................	Anne-Louise...	Féminin.	49 ans.
21	BERTHOZ..................	Véronique.....	Id.	44 ans.
22	BESANÇON	Jean-Baptiste...	Masculin.	30 ans.
23	ANDRÉ....................	Philomène.....	Féminin.	22 mois
24	MARÉCHAL................	Jean-Claude....	Masculin.	45 ans.
25	LARRIVE..................	Adélaïde	Féminin.	21 ans.
26	BROCCARD................	Pierre.........	Masculin.	18 ans.
27	NARDIN...................	Pauline........	Féminin.	19 ans.
28	PETIT.....................	Louise.........	Id.	31 ans.
29	TRÉDANT..................	Anne..........	Id.	40 ans.
30	VIOLLET.........	Gabriel........	Masculin.	60 ans.
31	PARRET...................	Louise........	Féminin.	47 ans.
32	BRULARD.....	Anne..........	Id.	50 ans.
33	BRULARD	Pierre-Gabriel ..	Masculin.	78 ans.
34	ROSIER....................	Marie.........	Féminin.	50 ans.
35	VARICHON................	Françoise.....	Id.	60 ans.
36	COIN......................	Catherine......	Féminin.	70 ans.
37	GÉLIOT....................	Claude........	Masculin.	48 ans.
38	BERTHIOT..........	Marie........ .	Féminin.	50 ans.

SECTION.

depuis le 27 juillet 1854 jusqu'au 4 septembre suivant, aux dépens de la population de la ville d'aisance ou de pauvreté des malades, leur nombre dans chaque maison, les rues où ils avaient

PROFESSION.	DATES du décès.	RUES.	ÉTAT CIVIL.	NOMBRE de malades par maison	DEGRÉ D'AISANCE.
Tonnelier	27 juillet	Grande-Rue	Marié.	1	Aisé.
Sans profession.	27 »	Grande-Rue	Fille.	1	Pauvre.
Sans profession.	27 »	Grande-Rue...... .	Garçon	2	Aisé.
Sans profession	27 »	Grande-Rue	Id.	1	Pauvre.
Vigneronne....	27 »	Rue du Bourg	Fille.	1	Id.
Buraliste	27 »	Grande-Rue.......	Marié.	1	Aisé.
Marchande.....	30 »	Grande-Rue........	Veuve.	1	Très-aisée
Journalière	30 »	Grande-Rue........	Mariée.	1	Pauvre.
Journalière	30 »	Grande-Rue.......	Fille.	1	Id.
Journalière....	1er août.	Rue du Grand-Mont.	Mariée.	1	Id.
Vigneronne	2 »	Rue des Capucins...	Fille.	1	Aisée.
Vigneronne	2 »	Rue des Capucins...	Id.	1	Pauvre.
Journalière....	2 »	Rue des Terreaux...	Mariée.	3	Id.
Cordonnier.....	3 »	Rue des Terreaux...	Marié.	3	Peu aisé.
Vigneron......	3 »	Rue du Conroy	Garçon	3	Id.
Sans profession.	3 »	Rue des Terreaux...	Fille.	2	Peu aisée.
Manouvrière...	3 »	Grande-Rue	Veuve.	4	Id.
Manouvrier....	3 »	Rue du Pont.......	Marié.	1	Pauvre.
Manouvrier....	3 »	Rue du Pont	Garçon	1	Peu aisé.
Vigneronne....	4 »	Rue du Pont.......	Mariée.	1	Peu aisée.
Manouvrière..	4 »	Grande-Rue........	Id.	1	Id.
Vigneron	4 »	Rue du Pont........	Marié.	1	Peu aisé.
Sans profession	5 »	Rue des Capucins..	Fille.	5	Aisée.
Manouvrier...	5 »	Rue de Versailles ...	Marié.	4	Peu aisé.
Manouvrière...	5 »	A la Charmotte.....	Fille.	1	Pauvre.
Manouvrier....	5 »	Rue du Pont........	Garçon	1	Id.
Domestique....	5 »	Grande-Rue	Fille.	6	Id.
Journalière....	5 »	Rue du Pont	Id.	2	Id.
Sans profession	5 »	Rue des Capucins...	Mariée.	1	Id.
Vigneron......	6 »	Rue du Château....	Marié.	3	Aisé.
Sans profession	6 »	Grande-Rue	Mariée.	1	Peu aisée.
Manouvrière...	6 »	Grande-Rue	Veuve.	2	Pauvre.
Manouvrier....	6 »	Rue du Bourg	Marié.	2	Id.
Vigneronne....	6 »	Rue du Conroy	Mariée.	1	Id.
Vigneronne...	6 »	Rue du Pont	Id.	1	Aisée.
Sans profession	6 »	Rue de Champlitte..	Veuve.	1	Id.
Vigneron	6 »	Rue de Champlitte..	Garçon	2	Aisé.
Vigneronne...	6 »	Grande-Rue,......	Mariée.	1	Pauvre.

N^os D'ORDRE.	NOMS.	PRÉNOMS.	SEXE.	AGE.
39	COLLIER....	Jeanne-Antoine.	Féminin.	24 ans.
40	LECORNET................	Victor.........	Masculin.	55 ans.
41	FAIVRE..................	Louis	Id.	32 ans.
42	BARBEROT.	Marguerite.....	Féminin.	69 ans.
43	PERROT	Joseph.........	Masculin.	45 ans.
44	COURTALON	Albert.........	Id.	15 mois
45	TERRIER.................	Charles........	Id.	50 ans.
46	COURTALON...............	Martin.........	Id.	37 ans.
47	MASSON	Claude-Joseph .	Id.	5 ans.
48	BENOIT..................	Agathe........	Féminin.	56 ans.
49	QUIQUICHIEUX............	Anne-Claude...	Id.	47 ans.
50	LOUISOT, fille de CHARLES..	Marie-Thérèse..	Id.	11 ans.
51	BOUILLOT................	Charles	Masculin.	40 ans.
52	MICHAUD.................	François	Id.	54 ans.
53	BOURNAUD	Jeanne	Féminin.	20 ans.
54	LAURENT.................	Eugénie	Id.	15 ans.
55	GACONNET	Marie	Id.	14 ans.
56	CHEVALIER...............	Joseph.........	Masculin.	46 ans.
57	COQUERET................	Sophie	Féminin.	40 ans.
58	FOLLOT	Agathe........	Id.	62 ans.
59	ROBICHON................	Antoine	Masculin.	47 ans.
60	CHEVROLET	Hugues	Id.	50 ans.
61	BRAUD	Pierre	Id.	27 ans.
62	PUTHOMME................	Marie..........	Féminin.	22 ans.
63	VIEILLET	Jean-Claude ...	Masculin.	60 ans.
64	LEVREY	Augustine	Féminin.	38 ans.
65	VUILLAUMIN..............	Anne-Claude...	Id.	47 ans.
66	BUZON	Joseph	Masculin.	50 ans.
67	ROZIER..................	Thérèse	Féminin.	64 ans.
68	ROBLET, femme FAIVRE....	Julie..........	Id.	60 ans.
69	GUILLEMET...............	Marie..........	Id.	74 ans.
70	BOURBEAU	Jean-Claude....	Masculin.	52 ans.
71	PICHENEY	Paul-Jules.....	Id.	3 ans.
72	VIEILLET, femme GALLIET..	Antoinette	Féminin.	26 ans.
73	ROBLET, veuve LIÈVRE	Françoise......	Id.	70 ans.
74	CHASSARD	Françoise......	Id.	68 ans.
75	SOYE	Anne-Claude...	Id.	48 ans.
76	MARGUE, veuve CHARRIÈRE.	Anne-Pierre....	Id.	60 ans.
77	MICHAUD	Pierre.........	Masculin.	76 ans.
78	TRUCHOT	Pierre.........	Id.	70 ans.
79	PUTHOMME................	Louis	Id.	70 ans.
80	MASSON..................	Marie	Féminin.	74 ans.
81	LARUE, femme BUZON......	Claire.........	Id.	43 ans.

PROFESSION.	DATE du décès.	RUES.	ÉTAT CIVIL.	NOMBRE de malades par maison.	DEGRÉ D'AISANCE.
Vigneronne....	6 août.	Rue de Champlitte..	Fille.	2	Pauvre.
Cloutier.......	6 »	Grande-Rue........	Marié.	2	Peu aisé.
Vigneron......	6 »	Rue des Capucins...	Id.	4	Très-aisé.
Sans profession.	6 »	Rue de Champlitte..	Veuve.	1	Pauvre.
Manouvrier....	6 »	Rue du Bourg......	Marié.	1	Id.
Sans profession.	6 »	Grande-Rue........	Garçon	2	Id.
Vigneron......	6 »	Rue des Capucins...	Marié.	1	Aisé.
Chapelier......	6 »	Grande-Rue........	Id.	2	Id.
Sans profession.	6 »	Rue de l'Église.....	Garçon	1	Très-aisé.
Lingère.......	6 »	Grande-Rue........	Fille.	1	Aisée.
Manouvrière...	6 »	Rue de Champlitte..	Mariée.	1	Pauvre.
Sans profession.	7 »	Grande-Rue........	Fille.	1	Id.
Cafetier.......	7 »	Grande-Rue........	Marié..	2	Aisé.
Huissier......	7 »	Rue du Grand-Mont.	Veuf..	1	Très-aisé.
Cuisinière.....	7 »	Rue des Biefs.......	Fille.	1	Peu aisée.
Sans profession.	7 »	Grande-Rue........	Id.	2	Aisée.
Sans profession.	7 »	Rue du Pont.......	Id.	1	Pauvre.
Manouvrier....	7 »	Rue du Pont.......	Garçon	1	Id.
Manouvrière..	7 »	Rue du Pont.......	Fille.	1	Id.
Vigneronne....	7 »	Rue de Champlitte..	Veuve.	1	Aisée.
Cordonnier....	7 »	Rue des Capucins...	Marié.	4	Aisé.
Vigneron......	7 »	Rue des Capucins...	Id.	3	Id.
Vigneron......	7 »	Rue du Pont.......	Garçon	1	Id.
Cultivatrice....	7 »	Au moulin de l'Étang	Fille.	1	Aisée.
Vigneron......	7 »	Rue du Conroy.....	Marié.	1	Peu aisé.
Aubergiste.....	7 »	Grande-Rue........	Mariée.	1	Aisée.
Vigneronne....	7 »	Rue des Biefs.......	Id.	1	Pauvre.
Vigneronne....	7 »	Rue des Capucins...	Id.	1	Aisée.
Vigneronne....	7 »	Grande-Rue........	Fille.	»	Id.
Vigneronne....	7 »	Rue du Grand-Mont.	Id.	2	Id.
Sans profession.	7 »	Rue du Bourg......	Veuve.	1	Pauvre.
Cordonnier....	7 »	Rue du Pont.......	Marié.	2	Peu aisé.
Sans profession.	7 »	Rue du Bourg......	Garçon	4	Aisé.
Vigneronne....	7 »	Rue du Pont.......	Mariée.	»	Peu aisée.
Vigneronne.....	7 »	Rue du Pont.......	Veuve.	2	Aisée.
Sans profession.	7 »	Rue de Versailles...	Id.	1	Pauvre.
Sans profession.	7 »	Rue des Biefs.......	Mariée.	3	Aisée.
Sans profession.	7 »	Rue de Champlitte..	Id.	1	Peu aisée.
Sans profession.	7 »	Grande-Rue........	Marié.	1	Aisé.
Sans profession.	7 »	Rue du Pont.......	Id.	2	Pauvre.
Manouvrier....	7 »	Rue de Champlitte..	Id.	1	Id.
Sans profession.	8 »	Rue de Champlitte..	Veuve.	1	Id.
Épicière.......	8 »	Grande-Rue........	Fille.	2	Aisée.

Nos D'ORDRE.	NOMS.	PRÉNOMS.	SEXE.	AGE.
82	LIÈVRE....................	Claude-Isidore .	Masculin.	38 ans.
83	JEANTROT, femme LAMY.....	Barbe	Féminin.	30 ans.
84	RENARD, femme ROUGE....	Françoise......	Id.	43 ans.
85	TERRIER, veuve FAIVRE....	Marguerite.....	Id.	34 ans.
86	DENAUD..................	Justine	Id.	52 ans.
87	PETIT, veuve CHEVILLET...	Élisabeth	Id.	74 ans.
88	LAMOTTE..................	Martin	Masculin.	6 ans.
89	GOUSSET............	Jean-Claude....	Id.	55 ans.
90	PONCELIN.................	Étienne........	Id.	36 ans
91	POISSONNIER.............	Thérèse	Féminin.	49 ans.
92	COUTEL	Anne-Baptiste..	Id.	26 ans.
93	PÉRIOT.....	Joséphine......	Id.	10 ans.
94	MARQUET.....	Louise...... ..	Id.	9 ans.
95	NARDIN	Louise.........	Id.	28 ans.
96	ROBERT..................	Anne...........	Id.	50 ans.
97	MIGNERET................	Anne	Id.	70 ans.
98	COLLIER	Jean	Masculin.	60 ans.
99	CHASSALET............ ...	Annette	Féminin.	30 ans.
100	MICHAUD	Marie	Id.	1 an.
101	POISSONNIER.............	Louise.........	Id.	72 ans.
102	BRAND....................	Claude-François	Masculin	32 ans.
103	DEBAUCHEY	Françoise......	Féminin.	36 ans.
104	MARGUE..................	Anne-Claude ...	Id.	35 ans.
105	RENEVIER................	Pierre	Masculin.	56 ans.
106	BABEY........	Marie-Joséphine	Féminin.	6 ans.
107	LAMY.....................	Jeanne-Claude..	Id.	68 ans.
108	MATHEY..................	Hilaire	Masculin.	3 mois
109	TISSOT...................	Élisabeth......	Féminin.	72 ans.
110	LORIOZ..................	Étienne........	Masculin.	54 ans.
111	ROY......................	Anne-Claude ...	Féminin.	56 ans.
112	SORDILLET...............	Pierre.........	Masculin.	40 ans.
113	VUILLAUMIN..............	Élisabeth	Féminin.	44 ans.
114	JOUCHOUX................	Jean-Baptiste...	Masculin.	28 ans.
115	DAUTEL......	Claude-Marie...	Féminin.	71 ans.
116	TERRIER	Louis	Masculin.	30 ans.
117	ROBERT........	Cécile	Féminin.	70 ans.
118	RUELLE..................	Françoise......	Id.	14 ans.
119	MARGUE..................	Jean-Claude. ..	Masculin.	64 ans.
120	FOLLOT	N.............	Féminin.	7 ans.
121	COLLIN, femme LHEUREUX.	Marie.... .. .	Id.	54 ans.
122	LHEUREUX................	Joseph	Masculin.	55 ans.
123	MOINE	Pierre.........	Id.	9 ans.
124	VIAL.....................	Marie	Féminin.	1 an.

PROFESSION.	DATE du décès.	RUES.	ÉTAT CIVIL.	NOMBRE de malades par maison.	DEGRÉ D'AISANCE.
Sans profession.	8 août.	Rue du Pont.......	Marié.	1	Aisé.
Vigneronne.....	8 »	Rue de Champlitte..	Mariée.	1	Peu aisée.
Vigneronne.....	8 »	Rue de Champlitte..	Id.	1	Id.
Vigneronne.....	8 »	Rue de Champlitte..	Veuve.	1	Aisée.
Vigneronne.....	8 »	Rue des Biefs.......	Mariée	1	Peu aisée.
Sans profession.	8 »	Rue du Pont.......	Veuve.	1	Pauvre.
Sans profession.	8 »	Grande-Rue........	Garçon	1	Peu aisé.
Rentier........	8 »	Grande-Rue........	Id.	1	Très-aisé.
Aubergiste.....	8 »	Grande-Rue........	Marié.	3	Aisé.
Vigneronne.....	8 »	Rue de Champlitte ..	Mariée.	4	Aisée.
Vigneronne	8 »	Rue des Capucins ..	Id.	1	Pauvre.
Sans profession.	8 »	Rue du Grand-Mont.	Fille.	1	Id.
Sans profession.	8 »	Rue de Champlitte..	Id.	1	Id.
Vigneronne.....	8 »	Rue de Champlitte..	Mariée.	1	Aisée.
Vigneronne	8 »	Rue du Bourg......	Id.	1	Id.
Manouvrière...	8 »	Rue de Champlitte..	Veuve.	1	Pauvre.
Tisserand	8 »	Rue de Champlitte..	Marié.	3	Peu aisé.
Cuisinière	8 »	Rue du Bourg......	Fille.	1	Peu aisée.
Sans profession.	8 »	Rue de Champlitte..	Id.	1	Pauvre.
Sans profession.	8 »	Rue du Bourg......	Veuve.	2	Aisée.
Vigneron	8 »	Rue de Champlitte..	Marié.	1	Aisé.
Vigneronne	8 »	Rue du Pont	Fille.	1	Aisée.
Vigneronne	8 »	Rue du Pont	Mariée	1	Pauvre.
Vigneron.	8 »	Rue du Bourg......	Marié.	2	Aisé.
Sans profession.	8 »	Grande-Rue........	Fille.	1	Aisée.
Vigneronne	9 »	Rue de Champlitte..	Mariée.	1	Pauvre.
Sans profession.	9 »	Rue du Pont	Garçon	2	Aisé.
Vigneronne.....	9 »	Rue des Biefs	Mariée.	2	Aisée.
Vigneron	9 »	Rue du Conroy.....	Marié.	1	Aisé.
Vigneronne	9 »	Grande-Rue........	Mariée.	1	Aisée.
Maréchal ferrant	9 »	Rue du Pont	Marié.	1	Aisé.
Vigneronne	9 »	Grande-Rue........	Mariée.	4	Pauvre.
Confiseur......	9 »	Grande-Rue........	Marié.	2	Aisé.
Sans profession.	9 »	Rue des Capucins...	Mariée.	1	Pauvre.
Manœuvre.....	9 »	Rue des Capucins...	Marié.	1	Peu aisé.
Manœuvre.....	9 »	Rue du Château....	Veuve.	1	Pauvre.
Sans profession.	9 »	Rue de Versailles ...	Fille.	1	Id.
Vigneron	9 »	Grande-Rue........	Marié.	1	Id.
Sans profession.	9 »	Rue de Champlitte..	Fille.	2	Id.
Manœuvre.....	9 »	Rue des Capucins...	Mariée.	2	Id.
Manœuvre.....	9 »	Rue des Capucins...	Veuf.	2	Id.
Sans profession	10 »	Rue du Bourg......	Garçon	1	Aisé.
Sans profession.	10 »	Grande Rue	Fille.	2	Aisée.

Nos D'ORDRE.	NOMS.	PRÉNOMS.	SEXE.	AGE.
125	PIGALET	Marie	Féminin.	50 ans.
126	PERROT	Claude	Masculin.	44 ans.
127	PERROT	Anne	Féminin.	48 ans.
128	RIVOT	Thérèse	Id.	57 ans.
129	PICHENEY	Euphrasie	Id.	21 ans.
130	LHOMME	Thérèse	Id.	67 ans.
131	FOLLOT	Barbe	Id.	73 ans.
132	MARSOT	Jeanne-Ursule	Id.	70 ans.
133	PÉGARD	Agathe	Id.	50 ans.
134	BUCHIN	Jean	Masculin.	70 ans.
135	MUGNIER	Agathe	Féminin.	40 ans.
136	PERRIN	Anne-Claude	Id.	28 ans.
137	GALLIET	Charles	Masculin.	15 mois
138	NOIR	Jean-Baptiste	Id.	70 ans.
139	BUZON	Jean-Étienne	Id.	29 ans.
140	PICHENEY	Philippe	Id.	5 ans.
141	LÉLUT	Jeanne-Françoise	Féminin.	28 ans.
142	MARQUET	Jeanne-Françoise	Id.	75 ans.
143	ROBERT	Louis	Masculin.	52 ans.
144	HENRI	Louis	Id.	34 ans.
145	GACONNET	Pierre	Id.	6 ans.
146	MASSON	Marie	Féminin.	74 ans.
147	TERRIER	Charlotte	Id.	47 ans.
148	MUGNIER	Marguerite	Id.	66 ans.
149	BESANÇON	Pierre	Masculin.	55 ans.
150	MARÉCHAL	Joséphine	Féminin.	11 ans.
151	PERROT	Claude-Louis	Masculin.	8 ans.
152	PERROT	Agnès	Féminin.	5 ans.
153	MICHAUD	Marguerite	Id.	38 ans.
154	BEAUFORT	Jean	Masculin.	53 ans.
155	FOLLOT	Claude	Id.	68 ans.
156	POIREY	Anne-Claude	Féminin.	35 ans.
157	MAIME	Nicolas	Masculin.	56 ans.
158	DARDOT	Louis	Id.	5 ans.
159	GÉLIOT	Charlotte	Féminin.	58 ans.
160	LAPRÉVODE	François	Masculin.	57 ans.
161	VIAL	Marie	Féminin.	60 ans.
162	PICOT	Françoise	Id.	56 ans.
163	BERGERET	François-Xavier.	Masculin.	12 ans.
164	PERROT	Anne-Claude	Féminin.	56 ans.
165	GROSSETÊTE	Claude-François	Masculin.	5 ans.
166	DARDOT	Marguerite	Féminin.	77 ans.
167	COLLOT	Antoine	Masculin.	70 ans.

PROFESSION.	DATES du décès.	RUES.	ÉTAT CIVIL.	NOMBRE de malades par maison.	DEGRÉ D'AISANCE.
Vigneronne....	10 août.	Rue du Bourg......	Mariée.	1	Aisée.
Vigneron......	10 »	Rue du Bourg......	Marié.	1	Pauvre.
Vigneronne....	10 »	Rue du Bourg......	Mariée.	1	Aisée.
Vigneronne....	10 »	Rue des Terreaux...	Id.	1	Id.
Vigneronne....	10 »	Rue du Bourg......	Fille.	1	Id.
Vigneronne...	10 »	Rue du Pont.......	Mariée.	1	Pauvre.
Vigneronne	10 »	Rue des Capucins...	Id.	1	Peu aisée.
Vigneronne...	10 »	Rue du Pont	Id.	2	Pauvre.
Vigneronne....	10 »	Rue du Pont........	Id.	2	Aisée.
Vigneron......	10 »	Rue du Pont........	Marié.	1	Pauvre.
Manouvrière...	10 »	Rue de Versailles ...	Mariée.	1	Id.
Domestique....	10 »	Rue du Pont........	Fille.	1	Id.
Sans profession.	10 »	Ruelle du Conroy...	Garçon	1	Peu aisé.
Domestique	10 »	Rue de Champlitte..	Marié.	1	Aisé.
Vigneron......	10 »	Rue des Capucins...	Garçon	1	Id.
Sans profession.	10 »	Rue du Bourg......	Id.	1	Id.
Rentière	10 »	Rue du Château....	Fille.	1	Très-aisée
Vigneronne....	10 »	Rue du Bourg......	Mariée.	1	Pauvre.
Vigneron......	10 »	Rue du Bourg......	Garçon	2	Aisé.
Vigneron......	10 »	Rue du Conroy	Marié.	1	Id.
Sans profession.	10 »	Rue du Pont	Garçon	1	Pauvre.
Sans profession.	10 »	Rue de Champlitte..	Veuve.	1	Id.
Vigneronne....	10 »	Rue des Capucins..	Mariée.	1	Id.
Sans profession.	11 »	Rue du Pont	Fille.	1	Aisée.
Vigneron......	11 »	Rue des Capucins...	Marié.	1	Pauvre.
Sans profession.	11 »	Rue de Versailles ...	Fille.	1	Id.
Sans profession.	11 »	Rue du Pont.......	Garçon	1	Id.
Sans profession.	11 »	Rue du Pont.......	Fille.	1	Id.
Vigneronne....	11 »	Rue des Biefs	Mariée.	1	Aisée.
Maçon	11 »	Rue du Conroy	Marié.	1	Aisé.
Vigneron......	11 »	Rue du Pont........	Id.	2	Id.
Vigneronne....	11 »	Rue du Bourg......	Mariée.	1	Pauvre.
Vigneron......	11 »	Rue du Bourg......	Marié.	1	Très-aisé.
Sans profession.	11 »	Rue du Château	Garçon	1	Peu aisé.
Sans profession.	11 »	Rue de Champlitte..	Fille.	1	Pauvre.
Manouvrier....	11 »	Rue de Champlitte..	Marié.	1	Id.
Vigneronne....	11 »	Grande-Rue	Fille.	1	Très-aisée
Vigneronne....	11 »	Rue des Capucins...	Veuve.	1	Aisée.
Sans profession.	11 »	Rue du Bourg......	Garçon	1	Aisé.
Vigneronne....	11 »	Rue du Bourg......	Mariée.	1	Aisée.
Sans profession.	11 »	Rue du Pont.......	Garçon	1	Pauvre.
Sans profession.	11 »	Rue des Biefs......	Veuve.	1	Aisée.
Manouvrier....	11 »	Grande-Rue........	Marié.	1	Pauvre.

Nos D'ORDRE.	NOMS.	PRÉNOMS.	SEXE.	AGE.
168	BLUSSANT	Anne-Pierre	Féminin.	10 ans.
169	GAVILLET	Étienne	Masculin.	56 ans.
170	BRULARD	Françoise	Féminin.	47 ans.
171	BRULARD	Claude-Henri	Masculin.	49 ans.
172	FAIVRE	Nicolas	Id.	37 ans.
173	BOUVIER	Dominique	Id.	68 ans.
174	TERRIER	Charlotte	Féminin.	47 ans.
175	VIEILLET	Agathe	Id.	33 ans.
176	GRANDPIERRE	Marguerite	Id.	46 ans.
177	JOUCHOUX	Élisabeth	Id.	51 ans.
178	BARREY	Marie	Id.	15 ans.
179	GAUDARD	Élisabeth	Id.	2 ans.
180	SOYE	Claude-François	Masculin.	41 ans.
181	BONNET	Joséphine	Féminin.	16 mois
182	VIAL	Antoine-Louis	Masculin.	35 ans.
183	GACONNET	Toussaint	Id.	44 ans.
184	GIRARD	Jeanne-Pierre	Féminin.	65 ans.
185	GUILLARD	Anne-Baptiste	Id.	50 ans.
186	MARGUE	Thérèse	Id.	28 ans.
187	CUCHET	Maurice	Masculin.	10 ans.
188	VOISIN	Nicolas	Id.	70 ans.
189	VUILLAUME	Jeanne-Louise	Féminin.	58 ans.
190	PONCELIN	Émile	Masculin.	9 ans.
191	PUTHOMME	Justin	Id.	11 ans.
192	RIVOT	Marie	Féminin.	44 ans.
193	DEVILLARD	Claude	Masculin.	57 ans.
194	BLUSSANT	Joséphine	Féminin.	7 ans.
195	MARÉCHAL	Anne-Marie	Id.	17 ans.
196	BRULARD	Claude	Masculin.	55 ans.
197	LOUISOT	Anne	Féminin.	15 mois
198	LAMBEUF	Camille	Masculin.	4 ans.
199	POISSONNIER	Anne-Pierre	Féminin.	10 mois
200	BUZON	Joséphine	Id.	18 ans.
201	VIEILLET	Louise	Id.	21 ans.
202	LECORNET	Philomène	Id.	14 ans.
203	MASSON	Anne	Id.	15 ans.
204	CHEVALET	Françoise	Id.	65 ans.
205	MÉRY	Claude	Masculin.	50 ans.
206	MARÉCHAL	Anne-Marie	Féminin.	17 ans.
207	FAIVRE	Jean-François	Masculin.	57 ans.
208	CATTET	Claire	Féminin.	53 ans.
209	LAMBEUF	Marie	Id.	14 ans.
210	BOUQUET	François	Masculin.	7 ans.

PROFESSION.	DATE du décès.	RUES.	ÉTAT CIVIL.	NOMBRE de malades par maison.	DEGRÉ D'AISANCE.
Sans profession.	11 août.	Rue du Pont.......	Fille.	1	Pauvre.
Vigneron......	11 »	Rue de Champlitte..	Marié.	1	Aisé.
Vigneronne....	11 »	Grande-Rue.......	Mariée.	1	Pauvre.
Cordonnier.....	11 »	Rue du Pont.......	Marié.	3	Id.
Vigneron......	11 »	Rue du Bourg......	Veuf.	1	Id.
Vigneron......	11 »	Rue du Pont.......	Marié.	1	Id.
Vigneronne....	11 »	Rue des Capucins...	Mariée	1	Id.
Vigneronne....	11 »	Rue du Pont	Id.	3	Id.
Vigneronne....	11 »	Rue du Pont.......	Veuve.	1	Aisée.
Vigneronne....	11 »	Rue des Biefs.......	Fille.	1	Pauvre.
Vigneronne....	11 »	Rue des Capucins. .	Id.	1	Aisée.
Sans profession.	11 »	Grande-Rue	Id.	1	Pauvre.
Vigneron......	12 »	Grande-Rue......	Garçon	1	Peu aisé.
Sans profession.	12 »	Grande-Rue	Fille.	1	Pauvre.
Charcutier.....	12 »	Grande-Rue	Marié.	1	Aisé.
Manouvrier	12 »	Rue du Pont.......	Id.	1	Pauvre.
Manouvrière...	12 »	Rue de Champlitte..	Fille.	1	Id.
Vigneronne....	12 »	Rue des Capucins..	Veuve.	2	Aisée.
Vigneronne.. .	12 »	Grande-Rue...... .	Fille.	3	Pauvre.
Sans profession.	12 »	Rue du Pont.......	Garçon	1	Id.
Vigneron......	12 »	Grande-Rue........	Marié.	2	Id.
Vigneronne....	12 »	Rue du Pont.......	Mariée	1	Id.
Sans profession.	12 »	Grande-Rue........	Garçon	5	Aisé.
Sans profession.	12 »	Grande-Rue........	Id.	1	Id.
Vigneronne....	12 »	Rue du Pont.......	Veuve.	1	Pauvre.
Vigneron......	12 »	Rue du Pont.......	Marié.	1	Id.
Sans profession.	12 »	Rue du Pont.......	Fille.	1	Id.
Vigneronne....	12 »	Rue du Pont.......	Id.	1	Id.
Vigneron......	13 »	Grande-Rue........	Marié.	2	Id.
Sans profession.	13 »	Rue du Pont.......	Fille.	1	Aisée.
Sans profession.	13 »	Rue du Bourg	Garçon	1	Pauvre.
Sans profession.	13 »	Rue de Champlitte..	Fille.	1	Aisée.
Vigneronne....	13 »	Rue des Capucins ..	Id.	1	Id.
Vigneronne....	13 »	Rue du Pont.......	Id.	1	Pauvre.
Vigneronne....	13 »	Grande-Rue........	Id.	1	Id.
Vigneronne....	13 »	Rue du Bourg......	Id.	1	Id.
Vigneronne....	13 »	Rue du Pont.......	Mariée	2	Id.
Vigneron......	13 »	Rue des Capucins ..	Marié.	3	Id.
Vigneronne...	13 »	Rue du Pont.......	Fille.	1	Id.
Vigneron	14 »	Rue du Grand-Mont.	Marié.	2	Aisé.
Vigneronne....	14 »	Rue de Champlitte..	Mariée	1	Pauvre.
Couturière	14 »	Rue du Bourg......	Fille.	1	Peu aisée.
Sans profession.	14 »	Grande-Rue........	Garçon	2	Peu aisé

Nos D'ORDRE.	NOMS.	PRÉNOMS.	SEXE.	AGE.
211	PÉGARD	Jean	Masculin.	55 ans.
212	MAIME	Joseph	Id.	61 ans.
213	SOYE	Marguerite	Féminin.	70 ans.
214	VOISIN	Marie	Id.	8 ans.
215	ODUBÉ	Marie	Id.	36 ans.
216	GALLIET	Joséphine	Id.	4 ans.
217	BOURGEOIS	Louise	Id.	42 ans.
218	COLLOT	François	Masculin.	57 ans.
219	FARQUET	Claudine	Féminin.	80 ans.
220	SERVAIN	Claude-Xavier	Masculin.	30 ans.
221	MASSON	Anne-Baptiste	Féminin.	44 ans.
222	BUZON	Philippe	Masculin.	45 ans.
223	PICHENEY	Nicolas	Id.	44 ans.
224	VOISIN	Pierre	Id.	73 ans.
225	VOYARD	Philomène	Féminin.	2 ans.
226	GAVILLET	Berthe	Id.	2 ans.
227	VOISIN	Humbert	Masculin.	1 an.
228	VIARD	Barbe	Féminin.	18 ans.
229	VIOLET	Angire	Id.	7 ans.
230	HURETARD	Hermance	Id.	2 ans.
231	CHAILLOT	Louise	Id.	2 ans.
232	MAILLOT	Thérèse	Id.	5 ans.
233	ROUHARD	Jeanne	Id.	70 ans.
234	FRANCEY	Jeanne	Id.	72 ans.
235	FOLLOT	Marguerite	Id.	1 an.
236	PERROT	Louis	Masculin.	5 ans.
237	SANSPERG	Euphrasie	Féminin.	8 ans.
238	DARDOT	Charles	Masculin.	70 ans.
239	GUYOT	Jean-Claude	Id.	7 ans.
240	BOUVIER	Véronique	Féminin.	59 ans.
241	SAUVAGEOT	Anne	Id.	66 ans.
242	BRULARD	Marguerite	Id.	45 ans.
243	POISSONNIER	Louise	Id.	24 ans.
244	MARGUE	Marie	Id.	7 ans.
245	JOUCHOUX	Jean-Baptiste	Masculin.	58 ans.
246	FRIN	François	Id.	48 ans.
247	LAMBEUF	Françoise	Féminin.	44 ans.
248	RENARD	Thérèse	Id.	85 ans.
249	FOLLOT	Jean-Baptiste	Masculin.	76 ans.
250	CHARPILLET	Claude-François	Id.	40 ans.
251	VIARD	Joseph	Id.	35 ans.
252	CHATRENET	Agathe	Féminin.	32 ans.
253	MASSON	Françoise	Id.	72 ans.

PROFESSION.	DATE du décès.	RUES.	ÉTAT CIVIL.	NOMBRE de malades par maison.	DEGRÉ D'AISANCE.
Vigneron......	14 août.	Grande-Rue........	Marié.	1	Aisé.
Vigneron......	14 »	Grande-Rue........	Id.	1	Id.
Vigneronne....	14 »	Rue des Biefs.......	Veuve.	1	Aisée.
Sans profession.	14 »	Grande-Rue........	Fille.	1	Id.
Vigneronne....	14 »	Rue du Pont.......	Id.	1	Id.
Sans profession.	14 »	Rue du Conroy.....	Id.	1	Pauvre.
Vigneronne....	14 »	Rue du Bourg......	Mariée.	1	Aisée.
Vigneron......	14 »	Rue de Versailles...	Garçon	2	Aisé.
Sans profession.	14 »	Rue de Versailles...	Mariée.	1	Pauvre.
Médecin docteur	14 »	Grande-Rue........	Garçon	1	Très-aisé.
Journalière....	14 »	Rue du Bourg......	Fille.	1	Pauvre.
Épicier........	14 »	Grande-Rue........	Marié.	2	Très-aisé.
Instituteur.....	14 »	Rue du Bourg......	Id.	1	Aisé.
Sans profession.	14 »	Rue de Champlitte..	Id.	1	Id.
Sans profession.	14 »	Rue de Champlitte..	Fille.	1	Pauvre.
Sans profession.	14 »	Rue de Champlitte..	Id.	3	Id.
Sans profession.	14 »	Grande-Rue........	Garçon	3	Aisé.
Sans profession.	14 »	Rue des Capucins...	Fille.	2	Pauvre.
Sans profession.	14 »	Grande-Rue........	Id.	1	Id.
Sans profession.	14 »	Rue du Grand-Mont.	Id.	2	Id.
Sans profession.	14 »	Rue de Champlitte..	Id.	1	Id.
Sans profession.	14 »	Rue de Champlitte..	Id.	1	Id.
Vigneronne....	14 »	Rue des Biefs......	Id.	1	Id.
Vigneronne....	14 »	Rue du Pont.......	Mariée.	1	Id.
Sans profession.	14 »	Rue de Champlitte..	Fille.	2	Id.
Sans profession.	14 »	Rue du Bourg......	Garçon	2	Id.
Sans profession.	14 »	Grande-Rue.......	Fille.	3	Id.
Journalier.....	14 »	Rue du Bourg......	Garçon	1	Id.
Sans profession.	14 »	Rue des Capucins...	Id.	3	Id.
Vigneronne....	14 »	Rue des Biefs......	Mariée	1	Aisée.
Vigneronne....	15 »	Rue de Champlitte..	Fille.	1	Id.
Manouvrière...	15 »	Grande-Rue........	Mariée.	1	Pauvre.
Manouvrière...	15 »	Rue de Champlitte..	Veuve.	1	Aisée.
Sans profession.	15 »	Rue du Pont.......	Fille.	1	Pauvre.
Confiseur......	15 »	Grande-Rue........	Marié.	2	Aisé.
Cultivateur....	15 »	Rue de Champlitte..	Id.	1	Id.
Blanchisseuse..	15 »	Rue du Grand-Mont.	Fille.	1	Peu aisée
Sans profession.	15 »	Grande-Rue........	Veuve.	1	Aisée.
Vigneron......	16 »	Rue du Pont.......	Veuf.	1	Aisé.
Aubergiste.....	16 »	Grande-Rue........	Marié.	1	Id.
Vigneron.......	16 »	Rue du Pont.......	Id.	1	Pauvre.
Vigneronne....	16 »	Grande-Rue........	Mariée.	1	Aisée.
Vigneronne....	16 »	Rue du Bourg......	Id.	1	Pauvre.

Nos D'ORDRE.	NOMS.	PRÉNOMS.	SEXE.	AGE.
254	DESCEINDRE	Barthélemy....	Masculin.	52 ans.
255	DARDOT..................	Ambroise......	Id.	12 ans.
256	SOYE.....................	Pierre	Id.	45 ans.
257	FOLLOT..................	Marie	Féminin.	9 ans.
258	BOUCHEY................	Marie..........	Id.	11 ans.
259	DARDOT..................	Claude	Masculin.	9 ans.
260	MASSON.................	Jean-Claude ...	Id.	75 ans.
261	PERROT..................	Pierre.........	Id.	68 ans.
262	GARNIER.................	Pierre.........	Id.	73 ans.
263	SÉGUIN	Félicité.......	Féminin.	25 ans.
264	CRÉTIN	Anne-Claude...	Id.	27 ans.
265	BOUCHARD	Françoise	Id.	76 ans.
266	BRULARD................	Célestine......	Id.	7 ans.
267	TERNAN..................	Marie	Id.	15 mois
268	VENDEUR	Claire.........	Id.	2 mois
269	ROBERT..................	Nicolas........	Masculin.	60 ans.
270	FORCE	Antoine	Id.	49 ans.
271	MICHAUD................	Marie..........	Féminin.	40 ans.
272	BENOIT	Louise	Id.	60 ans.
273	CARRET	Françoise.....	Id.	2 ans.
274	GAVILLET	Pierre.........	Masculin.	13 ans.
275	BARREY..................	Jean-François ..	Id.	56 ans.
276	BARBIER.................	Amélie........	Féminin.	16 mois
277	CHARPILLET............	François.......	Masculin.	43 ans.
278	RIVOT....................	Élisabeth......	Féminin.	59 ans.
279	TERRIER.................	Joséphine......	Id.	2 ans.
280	HENRY...................	Ursule.........	Id.	35 ans.
281	DARDOT..................	Paul-Victor....	Masculin.	6 ans.
282	FAIVRE..................	Adolphe	Id.	9 mois
283	HENRY...................	Laurent	Id.	27 ans.
284	BLUSSANT	Antoine	Id.	41 ans.
285	JADY	François.......	Id.	19 ans.
286	MANICY..................	Pierre.........	Id.	52 ans.
287	DEBAUCHEY	Jeanne	Féminin.	70 ans.
288	HUGUENET..............	André.........	Masculin.	44 ans.
289	VOISIN	Joseph	Id.	3 ans.
290	CARREY	Pierre.........	Id.	4 ans.
291	THARRY..................	Anne..........	Féminin.	1 an.
292	HUMBERT................	Marguerite.....	Id.	48 ans.
293	COLLIER	Marie	Id.	22 mois
294	CHEVALLET	Franç.-Auguste.	Masculin.	3 ans.
295	VIEILLET................	Alexandre	Id.	47 ans.
296	LAURENT................	Olympe	Féminin.	5 ans.

PROFESSION.	DATES du décès.	RUES.	ÉTAT CIVIL.	NOMBRE de malades par maison	DEGRÉ D'AISANCE.
Scieur de long.	16 août.	Rue de Versailles ...	Marié.	1	Peu aisé.
Sans profession.	16 »	Rue du Château	Garçon	3	Id.
Vigneron	16 »	Rue du Pont.......	Marié.	1	Aisé.
Sans profession.	16 »	Rue du Pont	Fille.	1	Id.
Sans profession.	16 »	Rue du Pont	Id.	2	Id.
Sans profession.	16 »	Rue du Château....	Garçon	3	Pauvre.
Vigneron......	16 »	Rue du Pont.......	Marié.	1	Aisé.
Géomètre......	16 »	Rue du Bourg......	Id.	1	Très-aisé.
Colonel en retr.	16 »	Rue du Bourg......	Garçon	1	Id.
Boulangère	16 »	Rue du Grand-Mont.	Mariée.	1	Aisée.
Sans profession.	16 »	Grande-Rue	Id.	1	Pauvre.
Sans profession.	16 »	Rue de Champlitte.	Id.	1	Id.
Sans profession.	16 »	Rue des Biefs	Fille.	1	Peu aisée.
Sans profession.	16 »	Rue du Bourg......	Id.	1	Pauvre.
Sans profession.	16 »	Rue des Capucins...	Id.	1	Aisée.
Vigneron	16 »	Rue du Bourg	Garçon	1	Aisé.
Scieur de long.	16 »	Rue de Versailles ...	Marié.	1	Peu aisé.
Sans profession.	17 »	Rue des Terreaux....	Mariée.	2	Peu aisée.
Marchande	17 »	Grande-Rue	Id.	1	Très-aisée
Sans profession.	17 »	Rue des Capucins..	Fille.	3	Pauvre.
Sans profession.	17 »	Rue de Champlitte..	Garçon	1	Id.
Vigneron......	17 »	Rue des Capucins...	Marié.	2	Aisé.
Sans profession.	17 »	Rue des Capucins...	Fille.	2	Pauvre.
Vigneron......	17 »	Rue du Pont	Marié.	2	Aisé.
Vigneronne....	17 »	Rue du Pont........	Mariée.	1	Aisée.
Sans profession.	17 »	Rue des Capucins...	Fille.	6	Id.
Boulangère	17 »	Grande-Rue	Id.	2	Id.
Sans profession.	18 »	Rue des Capucins...	Garçon	1	Aisé.
Sans profession.	18 »	Rue des Capucins ..	Id.	1	Id.
Boulanger.....	18 »	Grande-Rue.........	Id.	1	Id.
Manouvrier....	18 »	Rue du Pont........	Marié.	4	Pauvre.
Manouvrier....	18 »	Rue du Pont........	Garçon	1	Id.
Vigneron	18 »	Rue du Pont........	Marié.	1	Id.
Vigneronne	18 »	Rue du Pont.......	Fille.	1	Aisée.
Facteur	18 »	Rue du Grand-Mont.	Marié.	1	Peu aisé.
Sans profession.	18 »	Rue du Pont.......	Garçon	1	Aisé.
Sans profession.	18 »	Rue des Capucins...	Id.	1	Pauvre.
Sans profession.	18 »	Rue de Versailles...	Fille.	1	Id.
Vigneronne	18 »	Rue de Champlitte..	Mariée.	1	Aisée.
Sans profession.	18 »	Rue de Champlitte..	Fille.	1	Pauvre.
Sans profession.	18 »	Rue de Champlitte..	Garçon	1	Id.
Vigneron.	18 »	Grande-Rue........	Marié..	1	Id.
Sans profession.	18 »	Rue du Pont.......	Fille.	1	Id.

Nos D'ORDRE.	NOMS.	PRÉNOMS.	SEXE.	AGE.
297	BLUSSANT	Jean-Antoine	Masculin.	16 ans.
298	PUTHOMME	Pierrette	Féminin.	67 ans.
299	MARQUET	Jean-Baptiste	Masculin.	18 mois
300	GAVILLET	François	Id.	7 ans.
301	TARLEY	Stéphanie	Féminin.	33 ans.
302	MIGNERET	François	Masculin.	47 ans.
303	VIEILLET	Joseph	Id.	45 ans.
304	DÉLIOT	Jean-Claude	Id.	38 ans.
305	MIGNERET	Marguerite	Féminin.	70 ans.
306	BOURMIER	Anne	Id.	28 ans.
307	BOUGEOIS	Antoine	Masculin.	18 ans.
308	GUYARD	Louis	Id.	61 ans.
309	MAIME	Anne	Féminin.	25 ans.
310	MÉNÉTRIER	Geneviève	Id.	62 ans.
311	GRANDJEAN	Anne-Claude	Id.	24 ans.
312	GUYARD	Marguerite	Id.	35 ans.
313	CARRET	Louis	Masculin.	12 ans.
314	PEGEON	Marie	Féminin.	9 mois
315	BONNET	Alexandrine	Id.	64 ans.
316	BARREY	Alexandre	Masculin.	14 ans.
317	LANSPERG	Françoise	Féminin.	7 ans.
318	LIÈVRE	Anne	Id.	25 ans.
319	PIQUOT	Jeanne	Id.	52 ans.
320	VIOLET	Joséphine	Id.	13 ans.
321	PUTHOMME	Toussaint	Masculin.	18 ans.
322	PÉGARD	François	Id.	66 ans.
323	POISSONNIER	Paul	Id.	16 ans.
324	MARQUET	Anne	Féminin.	72 ans.
325	ROSIER	Anne	Id.	56 ans.
326	THOMASSEY	Claude	Masculin.	21 ans.
327	LAURENT	Joséphine	Féminin.	11 ans.
328	TERRIER	Anne	Id.	57 ans.
329	GAVILLET	Geneviève	Id.	57 ans.
330	PIERSON	Charlotte	Id.	87 ans.
331	BROCARD	Anne	Id.	70 ans.
332	MACHERET	Marie	Id.	44 ans.
333	FOLLOT	Pierre	Masculin.	51 ans.
334	GUYARD	Thérèse	Féminin.	57 ans.
335	MÉRY	Louis	Masculin.	6 ans.
336	NOIR	Marguerite	Féminin.	81 ans.
337	PÉGARD	Claude	Masculin.	48 ans.
338	CONSTANT	Pierre	Id.	79 ans.
339	ROBLIN	Antoinette	Féminin.	63 ans.

PROFESSION.	DATE du décès.	RUES.	ÉTAT CIVIL.	NOMBRE de malades par maison.	DEGRÉ D'AISANCE.
Manouvrier....	18 août.	Rue du Pont.......	Garçon	1	Pauvre.
Vigneronne....	18 »	Rue de Champlitte..	Mariée.	1	Aisée.
Sans profession.	18 »	Rue du Bourg......	Garçon	1	Pauvre.
Sans profession.	18 »	Rue de Champlitte..	Id.	1	Id.
Rentière.......	18 »	Rue du Bourg......	Veuve.	3	Très-aisée
Vigneron......	18 »	Rue des Biefs.......	Marié.	2	Pauvre.
Vigneron......	19 »	Rue du Bourg......	Id.	2	Id.
Jardinier......	19 »	Rue de Versailles ...	Garçon	1	Aisé.
Sans profession.	19 »	Rue des Biefs.......	Fille.	4	Pauvre.
Manouvrière...	19 »	Grande-Rue........	Mariée.	1	Id.
Cultivateur....	19 »	Rue des Capucins...	Garçon	1	Peu aisé.
Vigneron......	19 »	Rue des Capucins...	Marié.	1	Pauvre.
Vigneronne....	19 »	Rue des Biefs.......	Mariée.	1	Peu aisée.
Journalière....	19 »	Rue du Pont.......	Fille.	1	Pauvre.
Domestique ...	19 »	Rue des Capucins...	Id.	2	Peu aisée.
Vigneronne....	20 »	Rue des Capucins...	Id.	2	Id.
Sans profession.	20 »	Rue des Capucins...	Garçon	1	Pauvre.
Sans profession.	20 »	Rue de Champlitte..	Fille.	1	Id.
Rentière	20 »	Rue du Pont	Mariée.	1	Très-aisée
Sans profession.	20 »	Rue du Bourg......	Garçon	3	Aisé.
Sans profession.	20 »	Grande-Rue........	Fille.	2	Pauvre.
Rentière	20 »	Rue de Champlitte..	Id.	1	Très-aisée
Vigneronne	20 »	Rue des Capucins...	Id.	1	Peu aisée.
Sans profession.	21 »	Grande-Rue........	Id.	1	Pauvre.
Vigneron......	21 »	Rue des Capucins...	Garçon	1	Aisé.
Carrier..	21 »	Rue du Conroy.....	Marié.	1	Pauvre.
Vigneron	21 »	Rue de Champlitte..	Garçon	1	Aisé.
Vigneronne	21 »	Rue du Bourg......	Mariée.	1	Aisée.
Sans profession.	21 »	Rue du Bourg......	Id.	1	Id.
Manœuvre.....	21 »	Grande-Rue	Garçon	1	Pauvre.
Sans profession.	21 »	Rue du Pont	Fille.	3	Peu aisée.
Vigneronne.....	21 »	Grande-Rue........	Mariée.	2	Id.
Vigneronne....	21 »	Rue du Grand-Mont.	Id.	1	Pauvre.
Sans profession.	21 »	Rue des Biefs.......	Id.	1	Id.
Sans profession.	21 »	Rue du Pont	Veuve.	3	Id.
Manœuvre	21 »	Grande-Rue	Mariée.	1	Id.
Manœuvre	22 »	Rue du Pont	Marié.	2	Aisé.
Vigneronne.....	22 »	Rue des Capucins...	Veuve.	2	Aisée.
Sans profession.	22 »	Rue des Capucins...	Garçon	3	Pauvre.
Sans profession.	22 »	Rue du Pont.......	Mariée.	2	Id.
Manœuvre	22 »	Rue des Biefs	Garçon	1	Id.
Barbier	22 »	Grande-Rue	Marié.	1	Peu aisé.
Vigneronne....	22 »	Rue du Pont.......	Fille.	1	Peu aisée.

Nos D'ORDRE.	NOMS.	PRÉNOMS.	SEXE.	AGE.
340	MICHAUD	Charles	Masculin.	69 ans.
341	GUY	N	Id.	50 ans.
342	BAUDOT	Marguerite	Féminin.	60 ans.
343	JACQUIER	Marguerite	Id.	67 ans.
344	ROBERT	Thérèse	Id.	48 ans.
345	FAUSSERET	Cécile	Id.	76 ans.
346	RENEVIER	Louise	Id.	12 ans.
347	BOLOT	Claude	Masculin.	81 ans.
348	LAMBEUF	Marguerite	Féminin.	57 ans.
349	BAUDIN	Françoise	Id.	47 ans.
350	DEVILLARD	Thérèse	Id.	22 ans.
351	PIGALET	Anne	Id.	72 ans.
352	FRICOT	Thérèse	Id.	33 ans.
353	PERROT	Richard	Masculin.	54 ans.
354	MIGNERET	Philomène	Féminin.	15 ans.
355	BELLE	Jeanne	Id.	75 ans.
356	HURTARD	Marie	Id.	7 mois
357	FOLLOT	Pierre	Masculin.	64 ans.
358	PÉGARD	Anne-Claude	Féminin.	2 ans.
359	DARDOT	Claude	Masculin.	62 ans.
360	POISSONNIER	Jacques	Id.	62 ans.
361	CHEVILLOT	François	Id.	69 ans.
362	THIBLET	Joseph	Id.	34 ans.
363	LAFFOND	Gabrielle	Féminin.	72 ans.
364	VOULOT	Jean	Masculin.	52 ans.
365	BUZON	Marie	Féminin.	51 ans.
366	COUTET	Pierre	Masculin.	9 ans.
367	TERRIER	François	Id.	19 ans.
368	MICHAUD	Claude	Id.	48 ans.
369	TERRIER	Anne	Féminin.	70 ans.
370	VIEILLET	Claude	Masculin.	27 ans.
371	VUILLEMIN	Claude	Id.	2 ans.
372	ROBERT	François	Id.	43 ans.
373	RÉMOND	Pierre	Id.	34 ans.
374	CHARPILLET	Jeanne	Féminin.	11 ans.
375	TERNANT	Jean	Masculin.	50 ans.
376	SERGENTET	Joseph	Id.	48 ans.
377	LAMBEUF	Pierrette	Féminin.	48 ans.
378	MARÉCHAL	Nicolas	Masculin.	7 ans.
379	COLLIER	Joseph	Id.	59 ans.
380	VUILLEMIN	Jean-Claude	Id.	76 ans.
381	BERGERET	Marie	Féminin.	78 ans.
382	PERROT	Claude-Marie	Id.	50 ans.

PROFESSION.	DATE du décès.	RUES.	ÉTAT CIVIL.	NOMBRE de malades par maison.	DEGRÉ D'AISANCE.
Rentier	22 août.	Grande-Rue.......	Marié.	1	Très-aisé.
Sans profession.	22 »	Rue du Pont.......	Id.	1	Pauvre.
Sans profession.	23 »	Grande-Rue	Mariée	1	Peu aisée.
Vigneronne.. .	23 »	Rue du Bourg......	Id.	1	Aisée.
Vigneronne....	23 »	Rue de Champlitte..	Id.	1	Id.
Vigneronne.. .	23 »	Rue de Champlitte..	Id.	1	Id.
Sans profession.	23 »	Rue de Champlitte..	Fille.	2	Id.
Rentier	23 »	Rue des Capucins...	Marié.	1	Très-aisé.
Rentière	23 »	Rue des Capucins...	Fille.	1	Très-aisée
Vigneronne.. .	23 »	Rue de Champlitte..	Mariée.	1	Aisée.
Vigneronne....	23 »	Rue de Champlitte..	Fille.	1	Id.
Rentière	24 »	Grande-Rue........	Veuve.	1	Très-aisée
Sans profession.	24 »	Rue de Versailles...	Mariée	1	Pauvre.
Manœuvre.....	24 »	Rue du Pont.......	Marié	1	Id.
Sans profession.	24 »	Rue des Biefs.......	Fille.	2	Id.
Sans profession.	24 »	Rue du Pont.......	Veuve.	1	Id.
Sans profession.	24 »	Rue du Grand-Mont.	Fille.	2	Id.
Vigneron......	24 »	Rue du Pont	Marié.	1	Aisé.
Sans profession.	25 »	Rue du Pont.......	Fille.	1	Pauvre.
Vigneron......	25 »	Rue du Pont.......	Marié.	1	Aisé.
Vigneron......	25 »	Rue de Champlitte..	Id.	1	Id.
Menuisier	25 »	Grande-Rue........	Id.	1	Peu aisé.
Gendarme.....	25 »	Rue du Pont.......	Id.	1	Id.
Sans profession.	25 »	Rue de Champlitte..	Mariée	2	Pauvre.
Vigneron......	26 »	Rue du Pont.......	Garçon	1	Aisé.
Vigneronne....	26 »	Rue du Bourg......	Veuve.	2	Aisée.
Sans profession.	26 »	Rue de Champlitte..	Garçon	2	Pauvre.
Sans profession.	26 »	Rue des Capucins...	Id.	2	Id.
Vigneron......	26 »	Rue du Pont.......	Marié.	1	Id.
Vigneronne....	26 »	Rue du Pont.......	Veuve.	1	Aisée.
Vigneron......	26 »	Rue du Conroy.....	Garçon	2	Pauvre.
Sans profession.	27 »	Rue du Pont.......	Id.	1	Id.
Vigneron	27 »	Rue du Pont.......	Id.	1	Id.
Marchand.....	27 »	Grande-Rue........	Marié.	1	Aisé.
Sans profession.	27 »	Rue du Pont.......	Fille.	2	Aisée.
Menuisier......	28 »	Rue du Grand-Mont.	Garçon	1	Peu aisé.
Sans profession.	28 »	Rue du Pont.......	Id.	1	Pauvre.
Fournière	29 »	Rue des Capucins...	Mariée	1	Aisée.
Sans profession.	29 »	Rue de Champlitte..	Garçon	2	Pauvre.
Vigneron......	29 »	Rue des Biefs......	Marié.	1	Aisé.
Vigneron......	31 »	Grande-Rue........	Id.	1	Pauvre.
Rentière.......	1er sept.	Rue du Bourg	Veuve.	1	Très-aisée
Rentière.......	1er »	Rue du Bourg......	Fille.	1	Id.

Nos D'ORDRE.	NOMS.	PRÉNOMS.	SEXE.	AGE.
383	JACQUIER................	Jean-Paul.....	Masculin.	3 ans.
384	CLÈRE	Marie.........	Féminin.	56 ans.
385	BUZON......................	Jean..........	Masculin.	56 ans.
386	MATHEY....................	Jean-François..	Id.	27 ans.
387	LARREY....................	Louis.........	Id.	12 ans.
388	DÉDOUAN....................	Emmanuel	Id.	40 ans.
389	PERROT	Collette.......	Féminin.	40 ans.
390	N........................	....	....	......

PROFESSION.	DATE du décès.	RUES.	ÉTAT CIVIL.	NOMBRE de malades par maison.	DEGRÉ D'AISANCE.
Sans profession.	2 sept.	Rue du Bourg......	Garçon	1	Pauvre.
Marc. de faïence	2 »	Rue de Champlitte..	Mariée	1	Aisée.
Vigneron......	4 »	Rue de Champlitte..	Veuf.	1	Très-aisé.
Vigneron......	4 »	Rue de Champlitte..	Id.	1	Pauvre.
Sans profession.	4 »	Rue du Pont.......	Garçon	1	Id.
Domestique....	4 »	Rue de Versailles...	Id.	1	Peu aisé.
Couturière.....	4 »	Rue de Champlitte..	Fille.	1	Peu aisée.
....	» »	....	....	»	»

NOTA. — Les indications relatives au degré d'aisance ou de pauvreté des malades qui figurent dans les tableaux qui précèdent nous ont été presque toutes fournies par M. Xavier Bergeret.

DOCUMENTS OFFICIELS

ET PIÈCES JUSTIFICATIVES.

ÉPIDÉMIE DE CHOLÉRA EN 1854.

MINISTÈRE DE L'AGRICULTURE ET DU COMMERCE.

Paris, ce 23 décembre 1853.

A Monsieur Niobey, docteur-médecin à Paris.

MONSIEUR,

J'ai reçu la lettre que vous m'avez adressée, le 6 de ce mois, pour m'offrir d'aller combattre le choléra dans les localités où votre présence pourrait être utile.

Je fais prendre note de votre honorable proposition et je m'empresserai de la mettre à profit si les circonstances venaient à nécessiter l'envoi de secours médicaux dans les départements.

En attendant, je vous prie, Monsieur, d'agréer mes

remercîments, avec l'assurance de ma considération très-distinguée,

Pour le Ministre :

Le Conseiller d'État,

directeur général de l'Agriculture et du Commerce ;

Pour le Directeur général,

Le Chef de division,

Signé : JULIEN.

MINISTÈRE DE L'AGRICULTURE ET DU COMMERCE.

A Monsieur le docteur Niobey.

Paris, ce 20 juin 1854.

MONSIEUR,

Plusieurs communes du département de la Haute-Marne sont atteintes par le choléra et M. le Préfet me demande de lui envoyer deux médecins ayant déjà traité cette maladie.

Les services que vous avez rendus lors de l'épidémie de 1849 et les offres que vous avez faites récemment à mon ministère pour le cas de réapparition de cette maladie m'engagent à m'adresser à vous en cette circonstance. Veuillez, je vous prie, partir immédiatement pour Chaumont, et vous mettre à la disposition de M. le Préfet, qui assurera le remboursement de vos frais de voyage, pourvoira à vos besoins pendant la durée de votre mission et liquidera, avant votre retour à Paris, l'indemnité qui vous reviendra.

Recevez, Monsieur, l'assurance de ma considération très-distinguée,

Pour le Ministre :

Le Conseiller d'État,

directeur général de l'Agriculture et du Commerce

Pour le Directeur général,

Le Chef de division,

Signé : JULIEN.

PRÉFECTURE DE LA HAUTE-MARNE.

A Monsieur le docteur Niobey, en mission à Sarcicourt.

Chaumont, le 29 juin 1854.

MONSIEUR LE DOCTEUR,

Je suis heureux d'apprendre que l'état sanitaire de la commune de Sarcicourt est entré dans une phase d'amélioration très-sensible et très-rassurante.

Cette bonne situation est due, je n'en doute pas, à vos soins incessants et à votre dévouement.

Je me plais à vous en exprimer ici toute ma satisfaction.

En raison de la période décroissante de l'épidémie, je vous autorise, M. le docteur, à vous transporter dans les communes voisines de Sarcicourt qui se trouveraient dans la nécessité de réclamer vos secours.

Je vous remercie de la ponctualité que vous mettez à m'adresser vos rapports. Vous devez comprendre tout l'intérêt que j'apporte à les recevoir.

Agréez, etc.

Pour le Préfet, malade :

Le Conseiller de préfecture, secrétaire général,

Signé : TRINCALD.

PRÉFECTURE DE LA HAUTE-MARNE.

Chaumont, le 3 juillet 1854.

Monsieur le docteur Niobey est prié de vouloir bien se rendre tous les jours à Jonchery, où la maladie sévit avec force.

Le sieur Lebel se charge d'aller le chercher et de le reconduire en voiture.

De la part de M. le Préfet.

Le Secrétaire particulier,

Signé : Léon GAY.

PRÉFECTURE DE LA HAUTE-MARNE.

A Monsieur le docteur Niobey, en mission à Jonchery.

Chaumont, le 3 juillet 1854.

MONSIEUR,

L'épidémie qui sévit actuellement dans la Haute-Marne et au sujet de laquelle vous avez été envoyé en mission par le gouvernement, sur ma demande, sera l'objet, par le conseil départemental d'hygiène publique et de salubrité, d'études de différents ordres dont je dois fournir les principaux éléments.

J'aurai moi-même à adresser différents rapports à Son Excellence M. le ministre de l'agriculture et du commerce.

Pour que je puisse remplir utilement ce double devoir, il est nécessaire que je fasse appel à votre dévouement.

Je vous prie donc d'étudier avec le plus grand soin, dans les localités où vous remplirez votre mission, les caractères de l'épidémie à son début ; la marche et les effets de cette épidémie ; de constater l'efficacité des moyens préservatifs et curatifs qui seront employés ; de prendre note de toutes les circonstances particulières qui vous paraîtraient offrir quelque intérêt, de manière à pouvoir me remettre, à l'expiration de votre mission, un rapport d'ensemble au point de vue matériel et de la science, pour chaque commune, libellé dans l'ordre et sous les titres ci-après :

I. Population, situation physique et topographique de la commune.

II. Nature du sol.

III. Conditions atmosphériques pendant l'épidémie.

IV. Causes pestilentielles, rivières, marais, flaques d'eau, égouts, etc., etc.

V. État des habitations eu égard à leur encombrement, à l'humidité, au niveau du sol, au volume et au renouvellement de l'air, au nombre des habitants, relativement à l'espace, aux habitudes d'ordre et de propreté.

VI. Régime alimentaire des habitants; qualité des boissons, eaux, condiments.

VII. Mortalité selon les âges, les sexes et les professions.

VIII. Début de l'épidémie, etc.

IX. Durée de l'épidémie.

X. Marche.

XI. Nombre des malades du début à la fin, caractère particulier des maladies.

XII. Moyens préservatifs ordonnés.

XIII. Moyens curatifs généraux, exceptionnels; leurs effets.

XIV. Observations générales au point de vue de la science et de l'hygiène.

Je n'ai pas besoin d'insister sur l'intérêt que j'attache à ce que vous puissiez me remettre, avant votre départ, convenablement rempli, et je le répète, pour *chaque commune*, le rapport dont j'ai l'honneur de vous donner ci-dessus le sommaire. Vous en comprendrez, du reste, j'en suis sûr, toute l'importance.

Agréez, Monsieur le docteur, l'assurance de ma considération distinguée,

Le Préfet de la Haute-Marne,

Signé : DE FROIDEFOND.

PRÉFECTURE DE LA HAUTE-MARNE.

A Monsieur le docteur Niobey.

Chaumont, le 4 juillet 1854.

MONSIEUR LE DOCTEUR,

Je ne reçois pas régulièrement le rapport que je vous avais prié de m'adresser tous les jours sur la marche et les effets de l'épidémie dans les communes où vous remplissez votre mission.

J'attache le plus grand intérêt à être renseigné journellement.

Veuillez donc bien m'adresser *exactement* un rapport sur le résultat de vos soins et me faire part aussi de toutes vos observations.

Agréez, Monsieur le Docteur, l'assurance de ma considération très-distinguée,

Le Préfet de la Haute-Marne,

Signé : De Froidefond.

P. S. Cette circulaire ne vous est pas applicable. Je vous remercie, au contraire, de l'exactitude avec laquelle vous m'adressez vos rapports.

Signé : De Froidefond.

PRÉFECTURE DE LA HAUTE-MARNE.

A Monsieur le docteur Niobey.

Chaumont, le 8 juillet 1854.

Monsieur le Docteur,

Je vous serai obligé de vouloir bien vous rendre à Chaumont, où je vous prierai de vous transporter sur un autre point de l'arrondissement pour donner aux malades atteints par l'épidémie les soins que vous avez prodigués avec talent et dévouement aux habitants de Sarcicourt et de Jonchery.

Agréez, Monsieur le docteur, l'assurance de ma considération très-distinguée.

Le Préfet de la Haute-Marne,

Signé : De Froidefond.

PRÉFECTURE DE LA HAUTE-MARNE.

A Monsieur le docteur Niobey, en mission à Lanty.

Chaumont, le 24 juillet 1854.

MONSIEUR LE DOCTEUR,

Votre présence à Lanty n'étant plus indispensable, je vous serai obligé de vouloir bien revenir ici, où, suivant vos désirs, je vous donnerai une nouvelle mission pour continuer aux cholériques les soins que vous leur prodiguez avec tant de zèle et de dévouement.

Agréez, Monsieur le Docteur, l'assurance de ma considération très-distinguée.

Le Préfet de la Haute-Marne,

Signé : DE FROIDEFOND.

MON CHER MONSIEUR NIOBEY,

Mon arrondissement, l'arrondissement de Gray, est en ce moment assez fortement frappé par le choléra. Je pars demain, samedi 5 août, pour aller le visiter. Je résiderai à Gy, ma petite ville natale, où l'épidémie s'est déclarée assez vivement. Il pourrait se faire que je demandasse au Ministre du commerce un médecin pour Gy et les campagnes voisines.

Voudriez-vous, mon cher M. Niobey, être ce médecin et êtes-vous disponible maintenant, ou bientôt ? Au reçu de cette lettre, soyez assez bon pour me répondre, à M. Lélut, député, à Gy (Haute-Saône).

Je vous fais toutes mes amitiés.

Signé : LÉLUT.

Paris, ce 4 août 1854.

MON CHER MONSIEUR NIOBEY,

Je vous remercie de votre lettre. J'écris aujourd'hui même à M. Heurtier pour vous demander instamment et immédiatement pour Gy (Haute-Saône), ma petite ville. Nous y ferons des choses utiles. C'est un bon pays, bien placé. Le mal y sévit fort, mais nous l'amoindrirons. — J'écris au Préfet de la Haute-Marne...

Voyez si de votre côté vous voulez écrire au Ministre, à l'appui de ma demande. C'est à votre appréciation. A bientôt donc, je l'espère. Je vous fais toutes mes amitiés.

Signé : LÉLUT.

Gy (Haute-Saône), le 6 août 1854.

P. S. Vous feriez peut-être bien d'écrire au Ministre ou à M. Heurtier (c'est à M. Heurtier que j'ai adressé ma lettre) que la *Haute-Marne* va mieux et que vous savez que je vous ai demandé, etc., etc.

MON CHER MONSIEUR NIOBEY,

Je reçois ce matin votre lettre et j'y réponds tout de suite.

Je suis étonné que vous n'ayez pas encore reçu votre ordre de départ pour Gy. Le Ministre m'écrit à la date du 10 août que sur ma demande *il vous envoie à Gy, auprès de moi, pour le service des cholériques et qu'il informe de cette décision M. le Préfet de la Haute-Saône.*

Si donc vous n'avez pas encore (par la négligence des bureaux) l'ordre de départ pour Gy, mon avis est que vous pouvez le considérer comme donné et partir au reçu même de ma lettre et venir directement à Gy, par Langres et Gray, je le suppose, sans vous laisser arrêter par rien et par personne.

Le Préfet de la Haute-Saône a reçu notification de votre arrivée dans son département.

Je vous attends donc et prends tout sur moi.

Mille sentiments dévoués.

Signé : LÉLUT.

Gy (Haute-Saône), le 8 août 1854.

MINISTÈRE DE L'AGRICULTURE ET DU COMMERCE.

A Monsieur le docteur Niobey, en mission à Aubepierre (Haute-Marne).

Paris, le 10 aout 1854.

MONSIEUR,

Je vous autorise et vous invite même à quitter immédiatement le département de la Haute-Marne pour vous rendre à Gy, arrondissement de Gray (Haute-Saône), où vous trouverez M. le docteur Lélut, député, qui vous réclame pour l'aider à secourir les malades de la contrée.

J'informe de cette disposition M. le Préfet de la Haute-Marne en lui annonçant que je lui envoie un autre médecin. — Cet administrateur aura à vous faire payer l'indemnité à laquelle vous avez droit et qu'il est chargé de régler.

Recevez, etc.

Pour le Ministre :

Le Conseiller d'Etat,

directeur général de l'Agriculture et du Commerce;

Pour le Directeur général,

Le Chef de division,

Signé : JULIEN.

PRÉFECTURE DE LA HAUTE-MARNE.

A Monsieur le docteur Niobey, en mission à Aubepierre.

Chaumont, le 11 août 1854.

MONSIEUR LE DOCTEUR,

M. le ministre m'informe qu'il a décidé que vous vous rendriez dans le département de la Haute-Saône, sur la demande de M. le docteur Lélut, député, pour continuer vos bons soins aux cholériques de l'arrondissement de Gray. Je regrette sincèrement cette décision qui me prive d'un dévouement et d'un concours que j'avais su apprécier et dont je saurai rendre bon compte, soyez-en sûr. — Je le regrette d'autant plus que vous êtes absolument nécessaire à Aubepierre et que je vous remplacerai difficilement. Mais je ne puis que vous prier de vous conformer à la volonté de M. le ministre et vous inviter à revenir à Chaumont le plus tôt possible pour que je règle l'indemnité à laquelle vous avez droit.

Agréez, Monsieur le Docteur, l'assurance de ma considération très-distinguée.

Le Préfet de la Haute-Marne,

Signé : DE FROIDEFOND.

PRÉFECTURE DE LA HAUTE-SAONE.

A monsieur le docteur Niobey.

Vesoul, le 25 octobre 1854.

MONSIEUR LE DOCTEUR,

L'épidémie de choléra ayant enfin cessé d'une manière à peu près complète dans le département, le moment est venu de s'occuper des rapports à rédiger pour être mis sous les yeux de l'Académie impériale de médecine. Les commissions cantonales d'hygiène et de salubrité viennent d'être invitées à préparer ce travail, chacune en ce qui concerne sa localité.

Mais il m'a paru que, dans cette grande enquête sur l'épidémie de choléra dans la Haute-Saône, il était très-important de recueillir les observations particulières de tous les médecins qui ont eu à y traiter des cholériques. Déjà un certain nombre de médecins m'ont adressé directement, ou par l'intermédiaire de MM. les sous-préfets, des rapports généraux dont quelques-uns sont fort remarquables et tous remplis de très-utiles observations. Je désire compléter les documents recueillis jusqu'à ce jour en demandant à chaque médecin un rapport spécial et sommaire, où il pourra consigner les remarques qu'il aura faites dans son service médical.

Pour que ce travail présente une certaine uniformité, et afin de rendre plus facile la comparaison de documents émanés de sources aussi diverses et d'un si grand nombre de médecins, j'ai fait imprimer un modèle dont le texte est emprunté presque entièrement au modèle officiel arrêté par l'Académie de médecine pour les épidémies ordinaires. Le rapport à rédiger deviendra ainsi beaucoup plus simple et beaucoup plus court.

Je vous transmets à cet effet deux exemplaires du cadre imprimé : l'un, qui servira pour écrire la minute, le deuxième, pour l'expédition destinée à l'Académie de médecine.

Vous remarquerez, M. le Docteur, que le cadre du rapport comprend deux ordres de questions : la partie extérieure et statistique de l'épidémie, et la partie purement médicale.

Sur la première partie, qui comprend la topographie des communes envahies, la météorologie durant l'épidémie, l'hygiène des habitants en général, les épidémies antérieures, l'époque de l'invasion, son intensité et sa durée, la proportion entre les décès, les malades et la population, j'ai déjà et j'aurai aisément les renseignements nécessaires. Vous pourrez donc vous dispenser d'attribuer vos réponses à ces questions si vous n'êtes pas en mesure de le faire. Votre rapport sera au besoin complété à cet égard dans mes bureaux au moyen des documents qui s'y trouvent.

Mais c'est surtout sur la partie médicale, c'est-à-dire sur les §§ 5, 6, 8, 9, 10 et 12, que j'appelle votre attention, parce que les médecins seuls peuvent fournir les éléments des réponses à faire. Il me semble que le rapport ainsi limité vous offrira peu de difficultés, puisque l'on demande seulement la constatation de faits à la connaissance des médecins qui ont soigné les cholériques, et sur lesquels vous avez dû, sans aucun doute, conserver des notes précises tant dans l'intérêt de votre service médical que dans l'intérêt de la science. Sur les causes présumées de la maladie, on demande seulement quelle a été l'opinion des médecins en général, sur les circonstances dans lesquelles l'invasion a eu lieu, sur la manière dont les malades ont été atteints subitement, et sur la terminaison, souvent non moins subite, de l'épidémie. Votre appréciation et vos souvenirs vous fourniront sans peine les éléments de la réponse aux questions que ce paragraphe renferme.

Comme il est remarqué dans une note marginale, si le médecin rédacteur du rapport trouve le cadre de l'imprimé trop étroit pour exprimer toutes ses observations concernant l'épidémie, il pourra y ajouter un mémoire spécial ou des notes complémentaires, qui seront mises également sous les yeux de l'Académie de médecine. Mais il importe que l'envoi du rapport officiel suivant le cadre imprimé ne soit pas retardé par la rédaction des mémoires ou documents complémentaires.

Ceux de MM. les médecins qui m'auraient déjà adressé un rapport général sont priés de vouloir bien remplir néanmoins le cadre imprimé ci-joint, ce qui leur sera facile, puisqu'il ne présentera qu'un résumé de leur premier travail. Le rapport général y sera alors annexé comme mémoire complémentaire.

Nulle part peut-être le fléau n'a fait d'aussi cruels ravages que dans le département de la Haute-Saône, puisque le chiffre total des décès s'élève à près de *dix mille*; nulle part, par conséquent, on ne saurait trouver des détails et des observations en plus grand nombre sur les circonstances dans lesquelles l'invasion de la maladie a eu lieu. Ce travail, à l'appui duquel sera mise une carte indiquant la marche et la mortalité de l'épidémie, fournira, je l'espère, à l'Académie impériale de médecine un document bien précieux pour les recherches qu'elle fait concernant le choléra.

Je compte, Monsieur le Docteur, sur votre amour en faveur de la science médicale, dont vous faites profession, et sur votre zèle à en servir les intérêts, pour obtenir de vous le prompt envoi du rapport que je demande.

Recevez, Monsieur le Docteur, l'assurance de ma considération distinguée.

Le Préfet de la Haute-Saône,

Signé : DIEU.

MINISTÈRE DE L'AGRICULTURE ET DU COMMERCE.

A monsieur le docteur Niobey.

Paris, le 23 octobre 1854.

MONSIEUR,

J'ai reçu les deux rapports que vous m'avez adressés sur l'épidémie cholérique qui a sévi dans la commune de Lanty et dans la commune de Sarcicourt (Haute-Marne), où vous avez été envoyé pour le traitement des cholériques.

Je vous remercie de l'envoi de ces rapports que je fais mettre sous les yeux du comité consultatif d'hygiène publique.

Recevez, Monsieur, l'assurance de ma parfaite considération.

Pour le Ministre :

Le Conseiller d'Etat,

Directeur général de l'Agriculture et du Commerce ;

Pour le Directeur général,

Le Chef de division,

Signé : JULIEN.

PRÉFECTURE DU DÉPARTEMENT DE LA SEINE.

A monsieur le docteur Niobey, Fb.-Poissonnière, 48.

Paris, le 19 mars 1855.

Monsieur,

M. le ministre de l'agriculture, du commerce et des travaux publics vient de m'adresser un extrait du décret du 29 janvier dernier qui vous a nommé chevalier de l'ordre impérial de la Légion d'honneur en récompense des services que vous avez rendus pendant l'épidémie de choléra en 1854.

J'ai l'honneur de vous transmettre cet extrait et la lettre d'envoi qui l'accompagne.

Agréez, Monsieur, l'assurance de ma considération distinguée.

Le Préfet de la Seine,

Signé : Haussmann.

MINISTÈRE DE L'AGRICULTURE ET DU COMMERCE.

Paris, le 28 mai 1855.

A monsieur le docteur Niobey, à Hambye (Manche).

On a l'honneur de prévenir M. Niobey que la médaille à lui décernée, à l'occasion du choléra de 1854, lui sera remise au ministère de l'agriculture et du commerce, bureau sanitaire, rue de Varenne, 78 bis, de 10 heures à midi jusqu'au 8 juin.

Signé : N.....

ÉPIDÉMIE DE CHOLÉRA EN 1849.

MINISTÈRE DE L'AGRICULTURE ET DU COMMERCE.

A monsieur Lélut, représentant du peuple.

MONSIEUR ET CHER COLLÈGUE,

Vous m'avez fait l'honneur de me recommander monsieur le docteur Niobey, qui demande à être envoyé dans les départements où sévit le choléra.

L'intérêt dont vous honorez ce jeune médecin est pour lui un grand titre à ma bienveillance et vous pouvez être assuré que je vais faire examiner ses titres avec un véritable désir de lui tenir compte de votre honorable recommandation.

Agréez, Monsieur et cher collègue, l'assurance de ma haute considération.

Le Ministre de l'Agriculture et du Commerce,

Signé : V. LANJUINAIS.

MINISTÈRE DE L'AGRICULTURE ET DU COMMERCE.

A monsieur le docteur Niobey.

Paris, le 6 juin 1849.

MONSIEUR,

M. le Ministre des affaires étrangères et M. le docteur Lélut, membre de l'Institut, m'ont fait connaître le désir que vous avez d'être envoyé dans les départements où sévit le choléra pour porter aux malades les secours de votre art et de votre dévouement.

Une occasion se présente aujourd'hui d'exercer votre zèle et je la saisis avec empressement. On me demande d'envoyer un médecin dans la commune de Ressons, chef-lieu de canton de l'arrondissement de Compiègne.

Veuillez donc, Monsieur, partir le plus tôt possible pour cette localité; dès votre arrivée vous vous mettrez à la disposition du maire et je vous engage à entrer immédiatement en rapport avec les médecins du pays.

Vous m'informerez des mesures qui auront été prises pour votre installation et je désire que vous me rendiez compte le plus souvent que vous pourrez de l'état sanitaire de Ressons et des communes (1) environnantes où vous pourriez être appelé.

(1) Ces communes furent : Cuvilly, Lataulle, Méry, Mortemer, Boulogne-la-Grasse, la Neuville, Rciquebourg, Mareuil,

Recevez, Monsieur, l'assurance de ma considération distinguée.

Le Ministre de l'Agriculture et du Commerce ;

Pour le Ministre et par autorisation,

Le Chef de division,

Signé : Delambre.

MINISTÈRE DE L'AGRICULTURE ET DU COMMERCE.

A Monsieur Lélut, représentant du peuple.

Monsieur,

J'ai l'honneur de vous informer que je viens d'envoyer M. le docteur Niobey à Ressons, arrondissement de Compiègne, pour porter les secours de son art dans cette commune, où le choléra s'est déclaré.

Je vous remercie, Monsieur, d'avoir signalé à mon attention le mérite et le dévouement de ce jeune médecin.

Agréez, Monsieur, l'assurance de ma haute considération.

Le Ministre de l'Agriculture et du Commerce,

Signé : V. Lanjuinais.

le Plessier, Margny-sur-le-Matz, Marquéglise, Marest, Baugy, Vignemont et Antheuil.

MINISTÈRE DE L'AGRICULTURE ET DU COMMERCE.

A Monsieur le ministre des Affaires étrangères (1).

Monsieur et cher collègue, un médecin m'ayant été demandé par M. Barillon, représentant du peuple, pour la commune de Ressons, arrondissement de Compiègne, j'ai saisi avec empressement cette occasion de répondre à l'intérêt que vous m'avez exprimé en faveur du docteur Niobey et je l'ai invité à se rendre sur-le-champ dans cette commune.

Agréez, Monsieur et cher collègue, la nouvelle assurance de mes sentiments de haute considération et de sincère attachement.

Le Ministre de l'Agriculture et du Commerce,

Signé : V. LANJUINAIS.

Paris, le 6 juillet 1849.

SOUS-PRÉFECTURE DE COMPIÈGNE (OISE).

Compiègne, le 11 août 1849.

MONSIEUR LE MAIRE,

D'après ce que vous m'avez dit, l'état sanitaire de votre commune et des communes environnantes étant

(1) M. Alexis de Tocqueville.

devenu satisfaisant, la mission de M. Niobey se trouve terminée. Le choléra vient d'éclater dans la commune de Nampcel. Je prie M. Niobey de s'y rendre le plus tôt possible et de se mettre à la disposition du maire, auquel je donne avis de son arrivée.

Recevez, etc.

Le sous-préfet de Compiègne,

Signé : VICOMTE DE LÉAUTAUD.

SOUS-PRÉFECTURE DE COMPIÈGNE (OISE).

A monsieur le docteur Niobey, en mission à Nampcel.

Monsieur,

J'ai reçu votre lettre et j'espère que vous vous rendrez le plus promptement possible à Carlepont. Votre présence me semble indispensable. Il sera nécessaire de vous entendre avec M. Lailler pour donner vos soins aux malades de Tracy-le-Val.

Je vous prie de dire aux sœurs qui sont à Nampcel que je les prie de se rendre de suite à Carlepont ; car aujourd'hui deux d'entre elles vont aller s'établir à Tracy.

Recevez, etc.

Le sous-préfet de Compiègne,

Signé : VICOMTE DE LÉAUTAUD.

A monsieur le docteur Niobey.

Me trouvant à Giraumont où je puis juger par moi-même de la gravité du mal, je joins mes instances à celles de M. le maire de cette commune pour réclamer les secours de M. le docteur Niobey.

Le membre du conseil général du département de l'Oise, président de la commission sanitaire ;

Signé : E. DE TOCQUEVILLE.

PRÉFECTURE DE L'OISE.

A monsieur le docteur Niobey, en mission à Carlepont.

Beauvais, le 14 septembre 1849.

MONSIEUR,

J'ai reçu la lettre que vous m'avez fait l'honneur de m'écrire le 13 de ce mois pour m'informer que l'état sanitaire de Carlepont s'améliore de jour en jour et que l'épidémie n'est plus assez forte pour nécessiter votre présence dans cette commune. Vous m'annoncez en même temps que, si vos services peuvent être utiles sur un autre point du département, vous êtes disposé à vous rendre au poste que j'aurais à vous désigner.

Le choléra sévissant en ce moment dans plusieurs communes de l'arrondissement de Senlis, j'accepte l'offre que vous me faites de vos services. Je vous prie, en conséquence, de vouloir bien vous rendre immédiatement auprès de M. le sous-préfet de Senlis, qui vous indiquera les communes (Béthizy-Saint-Pierre et Béthizy-Saint-Martin) sur lesquelles vous devez vous diriger.

Je donne avis de cette mesure à M. le sous-préfet.

Recevez, Monsieur, l'assurance de ma considération la plus distinguée.

Le Préfet de l'Oise,

Signé : RANDOUIN.

MINISTÈRE DE L'AGRICULTURE ET DU COMMERCE.

A monsieur le docteur Niobey.

Paris, le 11 octobre 1849.

MONSIEUR,

J'ai l'honneur de vous annoncer que je viens d'arrêter à 1760 francs le chiffre total de l'indemnité à vous payer par suite de la mission que vous avez remplie dans le département de l'Oise. Cette somme vous sera comptée à la caisse du Trésor public sur la représentation de la lettre d'avis que vous pourrez retirer de la comptabilité de mon ministère, dans un délai de quinze jours.

Je vous remercie beaucoup, Monsieur, du dévouement avec lequel vous avez secondé l'administration, en donnant vos soins aux malades atteints de l'épidémie cholérique.

Quand vous m'aurez adressé votre rapport général, je le renverrai à l'appréciation du comité consultatif d'hygiène publique.

Recevez, Monsieur, l'assurance de ma considération distinguée.

Le Ministre de l'Agriculture et du Commerce,

Signé : V. LANJUINAIS.

MINISTÈRE DE L'AGRICULTURE ET DU COMMERCE.

A monsieur le docteur Niobey.

Paris, le 14 novembre 1849.

Monsieur, j'ai l'honneur de vous informer que, sur la proposition de mon prédécesseur, M. le Président de la République vient de vous accorder une médaille d'argent destinée à perpétuer le souvenir du dévouement dont vous avez fait preuve, pendant l'épidémie de choléra qui a désolé, cette année, la capitale.

J'ai pensé que, pour mieux consacrer ce souvenir, je devais faire graver sur chaque médaille les nom, prénoms, profession et qualité de la personne qui en avat été jugée digne.

Veuillez, je vous prie, m'indiquer le plus tôt possible vos nom, prénoms, profession et qualité; ces indications devront être écrites très-lisiblement, afin de prévenir toute erreur.

Recevez, Monsieur, l'assurance de ma considération distinguée.

Le Ministre de l'Agriculture et du Commerce.

Pour expédition,

Le Chef de division,

Signature : N....

MINISTÈRE DE L'AGRICULTURE ET DU COMMERCE.

A monsieur le docteur Niobey, en mission à Gray (Haute-Saône).

Paris, le 18 décembre 1849.

Monsieur, j'ai reçu les diverses lettres que vous m'avez adressées et je vous remercie des détails que vous avez pris la peine de me donner sur la marche du choléra dans la ville de Gray.

Je vous prie de continuer ces communications, que je reçois avec beaucoup d'intérêt ; mais je désire surtout que vous vous occupiez de rechercher toutes les circonstances qui se rattachent à l'invasion et au début de l'épidémie dans cette localité, qui a été atteinte d'une manière si imprévue par la maladie, et qui est à une distance éloignée de tous les points où le choléra avait sévi précédemment.

Recevez, Monsieur, l'assurance de ma considération distinguée.

Le Ministre de l'Agriculture et du Commerce.

Pour le Ministre et par autorisation,

Le Chef de division,

Signé : DELAMBRE.

SOUS-PRÉFECTURE DE GRAY (HAUTE-SAONE).

A monsieur le docteur Niobey, en mission.

Gray, le 21 décembre 1849.

MONSIEUR LE DOCTEUR,

Mille remercîments des renseignements que vous me donnez et des secours que vous administrez avec un zèle si louable.

Comme vous me le faites remarquer, la proportion de 40 à 50 malades sur 260 habitants est encore bien considérable. Il faut que le Maire se serve de l'autorité morale que lui donne la panique, pour faire exécuter strictement les mesures hygiéniques que vous croirez devoir lui indiquer. Dites-le-lui de ma part, je vous prie, en le remerciant et de ce qu'il a déjà fait et de ce qu'il pourra faire encore pour le bien de sa commune.

Aucun autre point de l'arrondissement n'étant aussi sérieusement affecté que Chambornay, vous pouvez, si vous le jugez utile, séjourner encore un peu dans cette localité.

Dans le cas où ma présence vous paraîtrait utile pour relever le moral de la population, faites-le-moi savoir, je vous prie.

Agréez, Monsieur le Docteur, l'assurance de ma haute considération.

Le Sous-Préfet,

Signé : L. Isoard.

Ci-joint une lettre du ministère à votre adresse.

MINISTÈRE DE L'AGRICULTURE ET DU COMMERCE.

Paris, le 15 janvier 1850.

MONSIEUR,

J'ai reçu successivement les différentes lettres que vous m'avez écrites depuis votre départ de Paris pour Gray.

Les dernières, datées de Chambornay du 31 décembre 1849 au 13 janvier courant, semblent annoncer que votre présence dans le département de la Haute-Saône est devenue désormais peu nécessaire, et je crois dès lors le moment arrivé de mettre un terme à la mission dont vous venez de vous acquitter avec tant de zèle et de dévouement.

Recevez, Monsieur, l'assurance de ma considération distinguée.

Le Ministre de l'Agriculture et du Commerce.

Pour le Ministre et par autorisation,

Le Chef de division,

Signé : DELAMBRE.

A Monsieur le docteur Niobey, en mission à Chambornay-les-Pin (Haute-Saône).

MINISTÈRE DE L'AGRICULTURE ET DU COMMERCE.

A monsieur le docteur Niobey, 64, rue des Marais-Saint-Martin, à Paris.

Paris, le 13 février 1850.

MONSIEUR,

J'ai reçu l'avis que vous avez bien voulu me donner de votre retour à Paris.

Les nouveaux services que vous venez de rendre dans la ville de Gray et à Chambornay-lez-Pin vous acquièrent de nouveaux titres à la reconnaissance publique. Veuillez, Monsieur, en agréer mes remercîments.

En attendant que vous puissiez me remettre un rapport résumé des faits et observations qui se rattachent à cette dernière mission, je viens, Monsieur, de régler l'indemnité à laquelle vous avez droit. Une somme de 1145 francs va être ordonnancée à votre profit et vous sera payée au Trésor. Vous pourrez retirer sous quinzaine, du bureau de comptabilité de mon ministère, la lettre d'avis que vous aurez à représenter au payeur.

Recevez, Monsieur, l'assurance de ma considération distinguée.

Le Ministre de l'Agriculture et du Commerce,

Signé : DUMAS.

MINISTÈRE DE L'AGRICULTURE ET DU COMMERCE.

A monsieur Niobey, docteur-médecin à Paris.

MONSIEUR,

Par un décret du 24 octobre 1849, M. le Président de la République vous a décerné, sur la proposition de mon prédécesseur, une médaille d'argent en récompense du zèle et du dévouement dont vous avez fait preuve pendant la dernière épidémie de choléra. Cette médaille vous sera remise dans les bureaux de mon ministère.

Je suis heureux, Monsieur, d'avoir à vous adresser ce témoignage de la reconnaissance publique. Permettez-moi d'y joindre mes félicitations.

Agréez, Monsieur, l'assurance de ma considération distinguée.

Le Ministre de l'Agriculture et du Commerce,

Signé : DUMAS.

Paris, le 18 mai 1850.

République française.

MINISTÈRE DE L'INTÉRIEUR.

Récompense pour Belles Actions.

MÉDAILLE D'HONNEUR.

Au nom du Peuple,

Le Ministre secrétaire d'Etat au département de l'Intérieur a décerné une médaille d'honneur en bronze au citoyen P. A. Niobey, interne en médecine et en chirurgie de l'hôpital Saint-Louis, à Paris, pour le zèle et le dévouement dont il a fait preuve en donnant ses soins aux blessés des journées de juin 1848.

Ce diplôme lui a été délivré afin de perpétuer dans sa famille et au milieu de ses concitoyens le souvenir de son honorable et courageuse conduite.

Le Ministre secrétaire d'État au département
de l'Intérieur,

Signé : SENARD.

Paris, le 5 octobre 1848.

PIÈCES ANNEXES.

Pièce A.

TABLEAU PAR MOIS DES DÉCÈS QUI ONT EU LIEU DANS LA VILLE DE GY DE 1850 A 1856.

MOIS.	**1850**	**1851**	**1852**	**1853**	**1854**	**1855**	**1856**
Janvier....	3	9	5	7	5	1	3
Février....	1	7	6	8	8	6	4
Mars......	6	14	6	10	5	9	6
Avril......	7	3	20	10	3	4	9
Mai.......	7	4	11	10	4	5	9
Juin.......	3	4	3	2	9	3	3
Juillet.....	6	5	5	6	23	3	1
Août......	7	8	16	6	371	3	2
Septembre.	4	1	4	5	17	3	3
Octobre....	2	4	4	7	4	3	1
Novembre.	1	3	9	3	6	5	4
Décembre..	6	7	3	10	9	0	5
TOTAUX..	53	69	92	84	464	45	50

Pièce B.

TABLEAU PAR MOIS DES MARIAGES QUI ONT EU LIEU DANS LA VILLE DE GY EN 1854, EN 1855 ET EN 1856.

MOIS.	1854	1855	1856
Janvier...........	4	3	2
Février...........	0	3	2
Mars.............	0	1	2
Avril.............	0	0	1
Mai..............	1	4	1
Juin.............	1	8	0
Juillet...........	2	1	1
Août.............	0	0	0
Septembre........	0	4	4
Octobre..........	4	1	1
Novembre........	3	1	1
Décembre........	1	1	4
TOTAUX.....	16	27	19

Pièce C.

TABLEAU INDIQUANT LES COMMUNES DU CANTON DE GY QUI ONT ÉTÉ ATTEINTES PAR LE CHOLÉRA EN 1854, DE MÊME QUE CELLES QUI EN ONT ÉTÉ PRÉSERVÉES.

NOMS des COMMUNES.	DATES DE L'INVASION du choléra dans chaque commune.	DATES DE LA DISPARITION du choléra dans chaque commune.
Autoreille	31 août.	23 septembre.
Bonnevent	12 août.	30 août.
Velloreille-l.-Bonnevent.	12 août.	30 août.
Bucey	22 juillet.	12 septembre.
Choye	23 juillet.	27 septembre.
Citey	5 août.	16 septembre.
Etrelles (1)	»	»
Frâsne	20 août.	18 septembre.
Gézier	7 août.	20 décembre.
Gy	27 juillet.	4 septembre.
La Chapelle	»	»
Mont-les-Etrelles	»	»
La Montbleuse	»	»
Montboillon	6 août.	1er septembre.
Oiselay	10 août.	26 septembre.
Saint-Maurice	29 juillet.	1er septembre.
Vantoux	12 août.	9 septembre.
Vaux-le-Moncelot	»	»
Velleclaire	30 juillet.	26 septembre.
Vellefrey	25 juillet.	2 septembre.
Vellemoz	»	»
Velloreille-les-Choye	29 juillet.	23 septembre.
Villefrancon	18 juillet.	29 août.
Villerschemin	5 août.	26 août.

(1) Les 6 communes en regard desquelles ont été mis des guillemets n'ont pas été atteintes par le choléra.

Pièce D.

TABLEAU INDIQUANT D'UNE MANIÈRE APPROXIMATIVE (1) LE PRIX MOYEN A GY DU SALAIRE ET DE LA DÉPENSE PAR JOUR D'UN OUVRIER, AGRICULTEUR OU VIGNERON, A TROIS ÉPOQUES DIFFÉRENTES, AVANT ET APRÈS L'ÉPIDÉMIE.

ANNÉES.	SALAIRE.	DÉPENSE.
1844	1 fr. 50 c.	0 fr. 55 c.
1850	1 fr. 75 c.	0 fr. 75 c.
1856	2 fr. 00 c.	0 fr. 90 c.

(1) Approximation donnée par M. Charme, adjoint.

FIN.

TABLE DES MATIÈRES.

TABLEAUX STATISTIQUES.

PREMIÈRE SECTION, comprenant les malades qui ont guéri.

FIN DE LA TABLE.

CORBEIL, typogr. et stér. de CRÉTÉ.

www.ingramcontent.com/pod-product-compliance
Ingram Content Group UK Ltd.
Pitfield, Milton Keynes, MK11 3LW, UK
UKHW021049230726
13926UKWH00004B/1739